Bert van Wingerden

**Tape- und
Bandagetechniken**

FACHBUCHREIHE KRANKENGYMNASTIK
Physikalische Therapie – Prävention – Rehabilitation
Herausgeberin: Anneliese tum Suden-Weickmann

Bert van Wingerden

Tape- und Bandagetechniken

Übersetzt und bearbeitet von D.G. Langevoort

364 Abbildungen

Pflaum Verlag München

Titel der holländischen Originalausgabe

B. A. M. van Wingerden: tape- en bandagetechnieken
© 1984 by Uitgeversmaatschappij De Tijdstroom b. v., Lochem

1988 Sonderausgabe für
Schlütersche Verlagsanstalt und Druckerei
Abteilung Versandbuchhandlung
D-3000 Hannover

CIP-Kurztitelaufnahme der Deutschen Bibliothek

Wingerden, Bert van:
Tape- und Bandagetechniken / Bert van Wingerden.
– München: Pflaum, 1986.
  (Fachbuchreihe Krankengymnastik)
  Einheitssacht.: Tape- en bandagetechnieken ⟨dt.⟩

ISBN 3–7905–0493–9

Satz: Pustet, Regensburg
Druck: Pflaum Verlag, München
Aufbindung: Pustet, Regensburg

Inhalt

Vorwort

Während meiner langjährigen Zusammenarbeit mit Bert van Wingerden an Tapekursen und in der sportmedizinischen Praxis habe ich immer wieder seine Ideen und seine Innovationsbereitschaft auf dem Gebiet der Physiotherapie bewundert. Dieses Buch entstand aufgrund der Erfahrungen, die van Wingerden als Physiotherapeut holländischer Sportvereine einerseits und als aktiver Sportler andererseits gemacht hat.

Die Tapes und Bandagen, die hier beschrieben werden, haben sich bei der Prävention und Behandlung von Sportverletzungen bereits bewährt.

Es war mir ein Vergnügen, nach der langen und engen Kooperation mit Bert van Wingerden die deutsche Ausgabe seines Buches besorgen zu können.

Auch ich habe (als ärztlicher Betreuer der Herrenvolleyballnationalmannschaft und der Damenhandballnationalmannschaft, noch mehr aber als aktiver Basketballbundesligaspieler) die große Wirksamkeit der Tapes und Bandagen in der Praxis kennengelernt. Die präventive Anwendung von Tapes und Bandagen gewinnt in der neueren Literatur immer mehr an Bedeutung. Sie führt zu einer wesentlichen Reduzierung der Sportverletzungen. Ein großer Teil der in diesem Buch beschriebenen Tapes dient dem Schutz vor Verletzungen.

Das Buch wendet sich insbesondere an Sportärzte, Krankengymnasten, Sportphysiotherapeuten, Masseure und alle, die sich mit der Prävention und Behandlung von Sportverletzungen befassen – es sei allen Sportlern gewidmet.

Mein besonderer Dank gilt Herrn Dr. Kay Schregel für seine beratende Hilfe.

D. G. Langevoort
Sportmediziner
8501 Schwarzenbruck

Was ist Taping?

»Tapen« oder »Taping« ist eine Methode, die es ermöglicht, anatomische Streß-
punkte zu entlasten oder zu unterstützen, sowie Muskeln, Sehnen, Bänder und
sonstige Weichteilstrukturen zu entlasten. Das Tape übernimmt dabei die Funktion
von Muskeln, Sehnen, Faszien oder Bändern. Es muß so angelegt werden, daß die
Funktion des Gelenkes nicht beeinträchtigt wird: Die Bewegungskoordination und
das Bewegungsgefühl sollen möglichst erhalten bleiben. Man darf deshalb nicht
irgendwie »tapen«. Zuerst muß eine exakte Diagnose gestellt werden. Dabei ist zu
prüfen:
- Art und Ausmaß der Verletzung.
- Zweckmäßigkeit des Taping.
Die zwangsläufige momentane Funktionseinschränkung muß berücksichtigt
werden.
Taping soll folglich geschädigte oder gefährdete Strukturen unterstützen, führen
oder teilweise immobilisieren. Eine völlige Immobilisation ist durch die tiefere
Lage vieler anatomischer Strukturen fast nie zu erreichen. Dieses wird aber auch
nicht beabsichtigt.
Gegenwärtig versucht man die Unterstützung oder die Teilimmobilisation durch
möglichst sparsame Tapings und Bandagen zu erreichen. Auch bei unserer hier
demonstrierten Methode wird eine einzelne Bandläsion isoliert »getapet« und nicht
das ganze Gelenk.

Grundregeln des Taping

1. Diagnose: Erst nach exaktem Erkennen der Funktionsstörung ist eine gezielte Behandlung möglich. Dieses gilt insbesondere für Taping und Bandagieren.
2. Nur die Verletzung behandeln: so wenig Tape wie möglich verwenden.
3. Das Tape soll nur auf rasierter Haut verwendet werden.
4. Eine optimale Haftbarkeit des Tapes wird erreicht, wenn es direkt auf die Haut aufgebracht wird.
5. Das Tape nie über offenen Wunden anlegen.
6. Das Tape nie zirkulär anlegen! Zirkuläres Tapen kann zu unerwünschten Störungen in der Blutzirkulation führen.
7. Die Tapestreifen sollen der Körperform folgen. Eine Faltenbildung beim Tapen muß vermieden werden, da jene Druckstellen verursachen kann.
8. Beim Anlegen des Tapes muß man entfernt von der zu unterstützenden Region beginnen, dieses Gebiet kreuzen oder umschließen und schließlich wieder entfernt von dieser Region enden.
9. Jeder Tapestreifen soll den vorhergehenden um die Hälfte oder ⅔ seiner Breite überlappen.
10. Beim Tapen über Muskeln soll man darauf achten, daß der Muskel noch genügend Aktionsmöglichkeit hat.
11. Das angelegte Tape muß vom Verletzten als bequem empfunden werden.
12. Man soll immer daran denken, daß nach dem Aufwärmtraining das Tape seine Funktion teilweise verliert (20% nach etwa 15 Minuten). Präventiv-Tapes sollen deshalb sehr straff angelegt werden.
13. Nach Anlegen des Tapes immer kontrollieren, ob das Tape seinen Zweck erfüllt.

Merke: BEI ZWEIFELHAFTER DIAGNOSE NIE TAPEN!

Hautversorgung

Bevor wir tapen oder bandagieren, müssen wir die Haut auf die Beanspruchung vorbereiten. Es ist wichtig, die Haut gegen die Einwirkung der in den gebräuchlichen Tapes und Bandagen enthaltenen Klebestoffe zu schützen. Üblicherweise ist die Haut nach kurzer Zeit in ihrer wärmeregulierenden Funktion eingeschränkt. Es empfiehlt sich folgendermaßen vorzugehen:

1. Das zu tapende Hautgebiet wird mit Wasser und Seife gereinigt, damit Schmutz, Körperfette und -öle entfernt werden.

2. Die Haut wird rasiert. Dies geschieht am besten mit einem Elektrorasierer, damit Verletzungen vermieden werden.

3. Die Haut wird abgetrocknet.

4. Kleine Wunden und Hautschäden werden versorgt. Alle kleinen Hautschäden müssen abgedeckt werden, damit ein Kontakt mit den Klebstoffen des Tapes vermieden wird.

5. Eventuell wird ein Schutzfilm auf der Haut angebracht. Dazu kann man ein im Handel erhältliches Klebespray verwenden. Wenn das Tape für längere Zeit belassen werden soll, ist der Gebrauch eines Wassersprays zu empfehlen.

6. Eine gute Hautversorgung macht Unterbinden überflüssig. Deren Anwendung führt zu einem Stabilitätsverlust.

Hautirritationen

Die beim Tapen manchmal auftretenden Hautirritationen werden vorwiegend allergisch ausgelöst. Die Ursachen dieser Allergien liegen meistens in den Klebestoffen, die die Tapes enthalten.

Außerdem können Hautirritationen entstehen durch:

- Fehlerhafte Hautversorgung (s. Seite 9)
- Falten, Öffnungen und Druckstellen, die bei nachlässigem Tapen entstehen.
- Zu straffes Tapen.
- Zirkuläres Tapen.
- Zu frühes Tapen, nachdem geduscht oder gebadet wurde.
- Falsches Abziehen des Tapes. Hierbei soll man mit der anderen Hand die Haut festhalten, damit sie nicht vom Tape abgezogen wird.
- Zu langes Belassen eines Tapes, ohne es zu wechseln.

Irritationsbereiche

Viele Körperstellen können leicht gereizt werden, wenn sie durch eine bestimmte Tapetechnik in ihrer normalen Bewegung oder Funktion behindert werden. Diese Stellen kann man durch Anbringen von Schaumstoff, Polsterbinden oder Filz schützen. Wenn möglich, soll das Tape nicht über diese Bereiche gelegt werden. Gefährdete Bereiche sind:

Am Fuß:
- Die Achillessehne.
- Die Sehnen der Zehen- und Fußheber im Bereich des Fußrückens und des Gelenkspaltes des oberen Sprunggelenkes.
- Die Basis des V. Mittelfußknochens am Außenrand des Fußes.
- Innen- und Außenknöchel.
- Vordere Schienbeinkante.

Am Kniegelenk:
- Die Kniescheibe.
- Tuberositas tibiae, der knöcherne Ansatz der Kniescheibensehne am Schienbein.
- Fossa poplitea: Die in der Kniekehle verlaufenden Gefäße und Nerven sind besonders gefährdet.

An der Hand, dem Hand- und Ellbogengelenk:
- Die Zwischenfingerfalten.
- Die Haut über der Speiche.
- Fossa cubiti: Die in der Ellenbeuge verlaufenden Gefäße und Nerven sind sehr gefährdet.

Wann welches Tape?

Die Wahl der Tapes und sonstiger zu verwendenden Materialien sollte nach folgenden Gesichtspunkten erfolgen:

1. Art der Verletzung (Diagnose).
2. Ausdehnung, Schweregrad der Verletzung und voraussichtliche Heilungsdauer.
3. Funktion und Ziel des Taping.
4. Körpergröße und Kraft des Sportlers.
5. Hauttyp.
6. Voraussichtliche Verweildauer des Tapes.
7. Verletzungsstellen, bei Gefährdung tiefer gelegener Strukturen evtl. Anwendung von Polstermaterialien.
8. Sportart.

Das Reißen des Tapes

Verschiedene Tapefabrikate sind unterschiedlich leicht abreißbar. Wenn möglich, sollen sie nicht geschnitten werden. Wer regelmäßig tapet, wird bemerken, daß das Reißen des Tapes eine Handfertigkeit ist, die nicht von der verwendeten Tapesorte abhängig ist. Wenn diese Handfertigkeit erlernt worden ist, wird auch die Geschwindigkeit zunehmen, mit der das Tape angelegt wird. Es gibt drei Techniken, das Tape schnell und problemlos zu reißen:

Technik 1
Die Taperolle wird in der rechten Hand gehalten, der Daumen drückt an den Rand der Rolle. In der linken Hand hält man das freie Ende des Tapes und reißt das Tape gegen Widerstand des rechten Daumens vom Rand her ein.

Technik 2
Das Tape wird zwischen Daumen und Zeigefinger beider Hände gehalten. Beide Hände werden auseinanderbewegt und reißen das Tape unter Zug ein.

Technik 3
Auch hier wird das Tape zwischen Daumen und Zeigefinger beider Hände gehalten. Mittels einer Scherbewegung wird das Tape vom Rand her eingerissen.

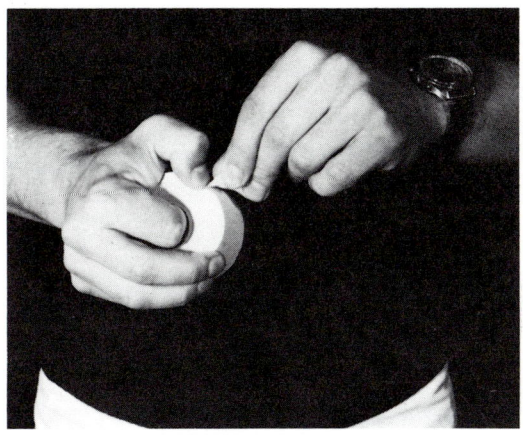
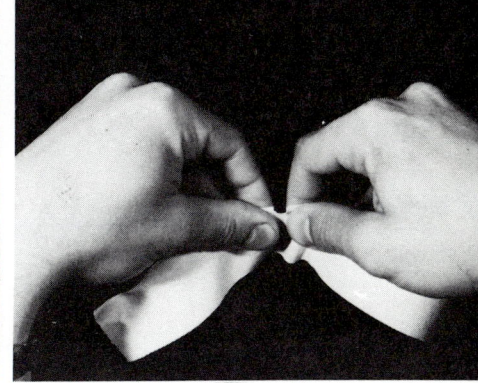

Technik 1   *Technik 2*

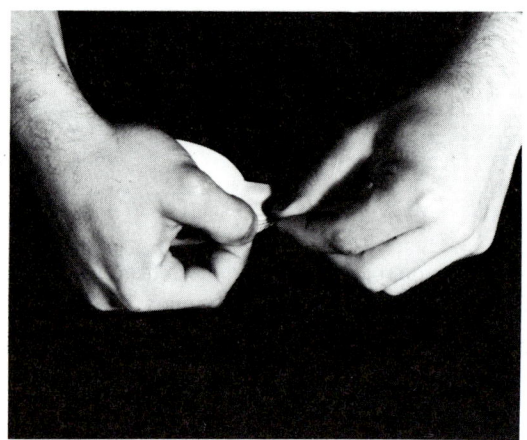

Technik 3

Allgemeines über Taping

Wie in den vorigen Kapiteln dargelegt wurde, gibt es mehrere Grundregeln beim Tapen und Bandagieren. Die wichtigste Voraussetzung ist eine exakte Diagnosestellung. Ohne genaue Kenntnis der Verletzung darf keine Tape- oder Bandagetechnik angewandt werden. Eine Ausnahme dazu bildet die »Präventive« Tape- und Bandagetechnik, da hier gefährdete, aber noch intakte Strukturen geschützt werden sollen. Nach der Diagnose wird ein Behandlungsziel gesetzt, welches die angewandte Tapetechnik erreichen soll.

Völlige Ruhigstellung durch Tape- und Bandagetechniken ist kaum erreichbar – und auch nur selten erwünscht. Ausschließlich solche Bewegungen, die schmerzhaft sind oder die die bestehende Läsion verschlimmern könnten, sollen ruhiggestellt werden. Alle anderen Bewegungen sollen möglichst in ihrem Umfang uneingeschränkt bleiben, damit ein physiologisches Bewegungs- und Koordinationsmuster erhalten bleibt.

Störungen dieses physiologischen Musters durch Tape- und Bandagetechniken führen zu einer Fehlbelastung in benachbarten Strukturen und können so weitere Schäden auslösen. Zum Beispiel können Achillessehnenbeschwerden durch falsches Tapen des Kniegelenkes ausgelöst werden.

Um richtig zu tapen, benötigt der Behandelnde eine klare Vorstellung vom Verlauf der Gelenkachsen. Besonders wichtig ist die Kenntnis der Gelenkachsen am Fuß. Die Gesamtbeweglichkeit des Fußes entsteht durch die Kombination mehrerer Gelenke, die jeweils nur eine Bewegungsachse haben.

Z. B. verläuft die Achse der Scharnierbeweglichkeit des oberen Sprunggelenkes durch beide Knöchel. Die Drehbewegungen im Fuß erfolgen in der Fußwurzel und im Mittelfuß. Durch einen vor dem Knöchel angelegten Tapestreifen wird also nur die Fußsenkung eingeschränkt. Die Fußhebung und -drehung werden in diesem Fall nicht beeinträchtigt. Ein vom Innenknöchel über die Fußsohle zum Außenknöchel verlaufender Tapestreifen hemmt die Ein- und Auswärtsdrehung des Fußes. Im letzteren Fall wird aber die Flexion oder Extension des Fußes nicht gleichmäßig eingeschränkt, weil der Tapestreifen parallel zur oberen Sprunggelenkachse verläuft. Im ersten Beispiel jedoch hat der Tapestreifen die obere Sprunggelenkachse gekreuzt und deshalb auch die Beweglichkeit dementsprechend eingeschränkt.

Während des Gebrauchs werden manche Tapes und Bandagen an Festigkeit und Stabilität verlieren, durchschnittlich 20 bis 25%, abhängig von den Strukturen die

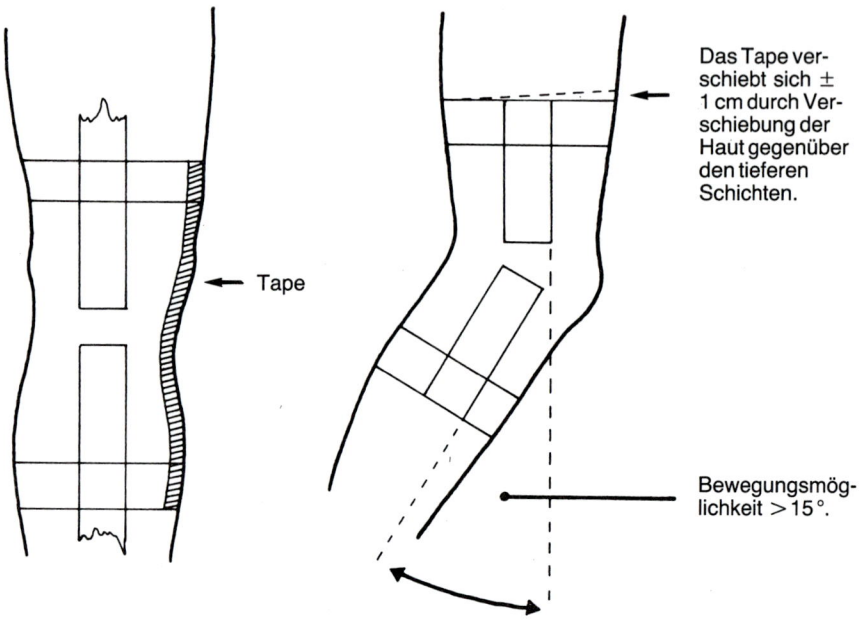

Das Tape verschiebt sich ± 1 cm durch Verschiebung der Haut gegenüber den tieferen Schichten.

← Tape

Bewegungsmöglichkeit > 15°.

getapet werden. Um diesen Festigkeitsverlust auszugleichen, muß man manchmal »überkompensieren«. Diese Überkompensation beträgt ungefähr 30% der einzuschränkenden Beweglichkeit.

Will man z. B. eine Bewegung um 60 Grad einschränken, weil sonst die lädierten Strukturen erneuten Belastungen ausgesetzt sind, so muß die Bewegung um 80 Grad beeinträchtigt werden. Der Festigkeitsverlust wird während des Aufwärmens kompensiert. Diese »Überkompensation« ist insbesondere bei der Anwendung von präventiven Bandagen notwendig.

Die Kontrolle der Festigkeit des Tapes oder der Bandage sollte erst nach dem Aufwärmtraining stattfinden.

Zu beachten sind folgende Punkte bei der Kombination von Tapes und Bandagen:
1. Bei Dauerbandagen ist es empfehlenswert, als Unterbinde eine elastische Klebebandage zu verwenden. Diese Klebebandage soll einen hautfreundlichen Acrylatkleber (Hypoallergen) enthalten, um Hautreizungen zu vermeiden. Bei kurzfristiger Anwendung kann das Tape direkt auf der Haut angebracht werden.
2. Zur zusätzlichen Stabilisierung der Tapestreifen kann über das Tape eine Bandage gewickelt werden.
3. Das Tapen und Bandagieren kann bei Anwendung am Sprunggelenk, Handgelenk, an der Hand, den Fingern und teilweise am Ellbogen sehr gute Ergebnisse erbringen. Bei größeren Gelenken wie dem Knie-, Hüft-, Schultergelenk und bei

der Wirbelsäule ist jedoch aus mechanischen Gründen nur vergleichsweise eine geringe Bewegungseinschränkung zu erreichen. Vor allem beim Kniegelenk ist zu bedenken, daß:

a) die teilweise zu entlastenden Strukturen dieses Gelenkes von einem ausgedehnten Weichteilpolster umgeben werden. Aufgrund der leichten Verschieblichkeit dieser Weichteile gegeneinander ist eine Stabilisierung von außen her nur bedingt möglich.

Z. B.: Eine Verschiebung der Anker- oder Fixationsstreifen um 1 cm bewirkt eine theoretische Bewegungsmöglichkeit im Varus-/Valgussinne von mehr als 15 Grad. Da dieses deutlich mehr als die physiologische Beweglichkeit beträgt, läßt sich somit auch eine pathologische Beweglichkeit kaum einschränken.

b) Nach etwa ½ Stunde werden die Tapevorrichtungen am Knie durch Aufwärmtraining oder normale Bewegungen etwa 25% ihrer Stabilisationsfähigkeit verlieren. Dies begünstigt eine weitere Zunahme der Verschiebbarkeit des Tapes.

c) Überkompensation im Varus-/Valgussinne ist am Kniegelenk unmöglich (siehe Seite 8 u. 16). Das Kniegelenk kann nur in anatomischer Stellung getapet werden. Zu bachten ist dabei das Lauf- und Koordinationsmuster.

Daraus ergibt sich als Schlußfolgerung, daß die während des Sports auftretenden erheblichen mechanischen Belastungen des Kniegelenkes nicht durch das Tape selbst aufgefangen werden können. Die positiven Effekte des Tapens oder Bandagierens des Kniegelenkes beruhen auf folgenden Mechanismen:

1. Mittels Druck und Zug an der Haut stimuliert die Klebekonstruktion des Tapes die tiefer gelegenen Muskeln. Der Basistonus der Muskeln wird hierdurch erhöht. Die von Natur aus schon sehr effiziente muskuläre Führung des Kniegelenkes wird also zusätzlich verbessert. Dieses Prinzip wird vor allem in der Rekonvaleszenzperiode nach einer Verletzung angewandt.

2. Durch Kompression wirkt im Akutstadium der Verletzung das Tape der Schwellneigung entgegen.

3. Nach Abheilung der Verletzung kann das Tape dem Sportler das Sicherheitsgefühl durch Stabilisierung zurückgeben.

In der gleichen Art und Weise wirken Tapes am Hüftgelenk, an der Leiste und Wirbelsäule. Die mechanische Stabilisierung in diesen Bereichen ist durch den noch größeren Weichteilmantel fast unmöglich.

Beachte: DIE BELASTBARKEIT DER GROSSEN GELENKE WIRD DURCH TAPING NICHT ERHÖHT.

Die therapeutische Sprunggelenkbandage

Drei Konstruktionen

In den letzten Jahren hat sich die frühe Mobilisation des Patienten zunehmend durchgesetzt. Auch das Inversionstrauma des oberen Sprunggelenkes stellt eine Indikation für eine Frühmobilisation dar (*Freeman* 1967). Die Vorteile der frühfunktionellen Tapebehandlung gegenüber den bisherigen Behandlungsmethoden (operative Versorgung, Gipsruhigstellung) wurden von *Moppes* und *v. d. Hoogenband* (1982) nachgewiesen.

Die Therapie der vollständigen Bandrupturen wird derzeit noch kontrovers diskutiert. Die Nachuntersuchungszeiten sind noch zu kurz, um definitive Aussagen machen zu können. Die Arbeiten von *Moppes* und *v. d. Hoogenband* und anderen weisen aber darauf hin, daß die Spätergebnisse der therapeutischen Tape-/Bandagetechnik bei Außenbandrupturen des Sprunggelenkes mit den Ergebnissen anderer Behandlungsmethoden vergleichbar sind.

Bei Teilrupturen und Dehnungen des Außenbandes können eindeutige therapeutische Empfehlungen gegeben werden. Angezeigt ist die teilweise Immobilisation der verletzten Strukturen durch eine Tape-/Bandagetechnik sowie die rasche Mobilisation des Patienten.

Die positiven Auswirkungen auf den Heilungsprozeß sind erheblich:
1. Ungestörte Proprioception.
2. Einwachsen der Bandfasern in Zugrichtung.
3. Erhalten der Gelenkbeweglichkeit.
4. Keine Knochen-/Knorpelatrophie.
5. Keine Muskelatrophie.

Bevor man eine therapeutische Bandage verwenden kann, müssen mehrere Voraussetzungen erfüllt sein:
1. Bei Auftreten einer Schwellung muß zunächst eine Kompressionsbandage angelegt werden. Erst wenn der Knöchel abgeschwollen ist, kann man die therapeutische Bandage/Tapetechnik verwenden.
2. Hautversorgung (s. Seite 9)

Für das Anlegen des Tapes gelten folgende allgemeine Regeln:
1. Abhängig von der Schuhgröße sollen Verbände von 6 oder 8 cm Breite verwendet werden.

2. Beim Anlegen des Tapes muß der Fuß in Neutralstellung gehalten werden. Dies soll nicht aktiv durch den Patienten erfolgen, weil dabei die Fußhebersehnen angespannt werden. Hierüber angelegte Bandagen irritieren bald Haut und Sehnen und verlieren ihre Stabilität.

Schließlich müssen dem Patienten Funktion und Effekt der therapeutischen Bandage/Tapetechnik erklärt werden. Wichtig ist dabei, daß der Patient weder Schonbewegungen durchführt noch die Bandage/Tapetechnik überstrapaziert.

Diese Technik kann man 7 bis 14 Tage belassen, dann muß sie erneuert werden. Abhängig vom Heilungsverlauf sollte der Verletzte 4 bis 6 Wochen damit behandelt werden.

Teil 1 der Bandagetechnik

Man beginnt an der medialen Seite ungefähr 20 cm oberhalb des Innenknöchels und geht gerade zum medialen Fußrand herunter. Der Innenknöchel soll in der Mitte der Bandage liegen. Dann geht man über die Fußsohle nach lateral und schräg nach oben zur Achillessehne. Hier wird die Bandage maximal gespannt (laterale Stabilisation).

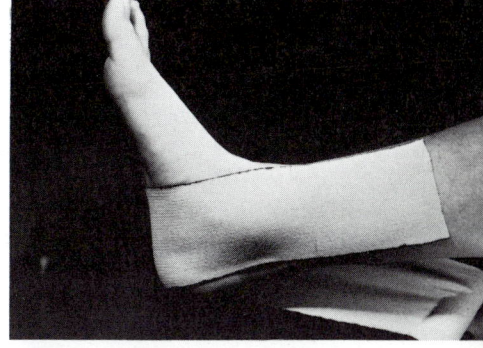

Anschließend macht man eine quere Wickelung knapp oberhalb der beiden Knöchel mit mittlerer Spannung.

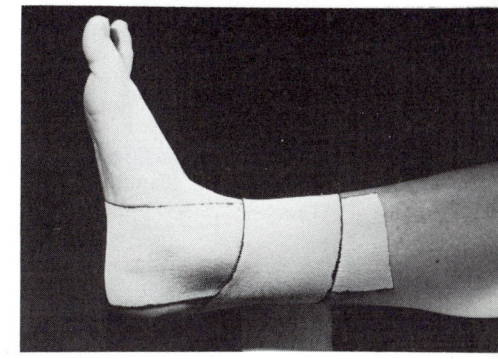

19

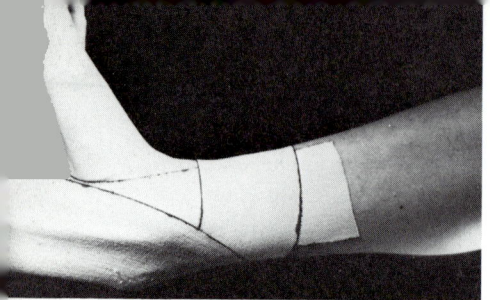

Weiter wird die Binde von der lateralen Seite schräg über die Achillessehne zum medialen Fußrand gezogen. Hier sollte der Innenknöchel nur zur Hälfte bedeckt werden. Wenn man hier angekommen ist, kann die Technik auf zwei Arten fortgesetzt werden:

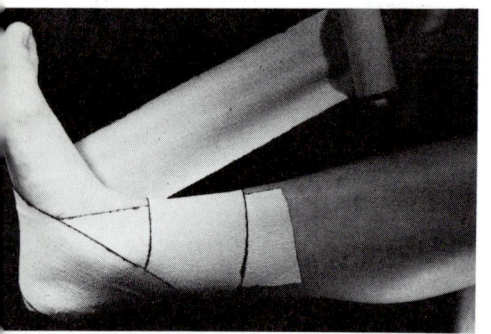
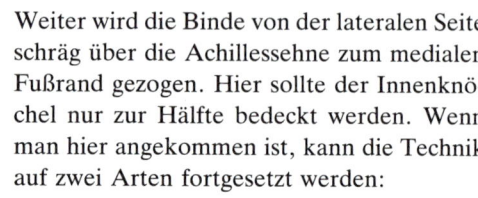

a)
Wenn der Vorfuß nicht bandagiert werden soll, wickelt man vom Fußaußenrand über den Fußrücken zur Innenseite des Unterschenkels. Die letzte Lage muß oberhalb des Innenknöchels liegen und der Verband muß unter Zug angelegt werden (laterale Stabilisation).

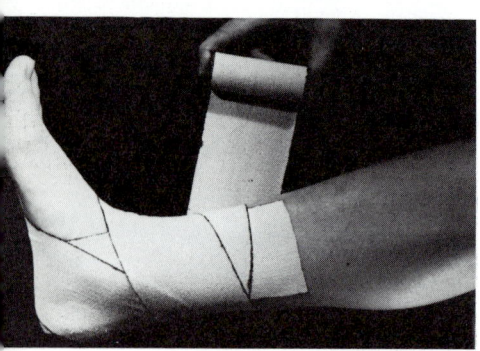

Zum Schluß werden ein oder zwei Wickelungen um den Unterschenkel gelegt, sodaß der Verband etwa 20 cm oberhalb der Knöchel abschließt.

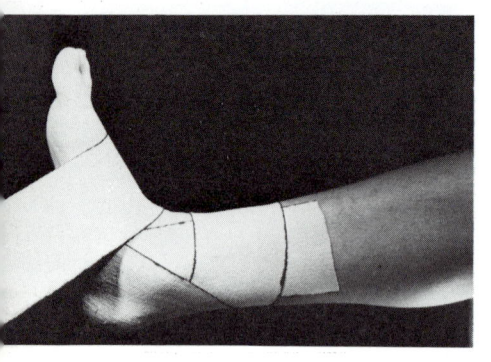

b)
Wenn der Vorfuß im Verband eingeschlossen werden soll, wird vor dem Anlegen der lateralen Stabilisierung eine Wickelung rund um den Vorfuß geführt. Auch hierbei darf die Beweglichkeit der Sprungbeinrolle nicht behindert werden.

Nachdem die Wickelung um den Vorfuß gelegt worden ist, erreicht man wieder den Fußaußenrand. Hier wird die Bandage gedehnt und über den Fußrücken zur Medialseite des Unterschenkels geführt. Auch dabei soll die Bandage oberhalb des Innenknöchels zu liegen kommen, um eine gute laterale Stabilität zu gewährleisten.

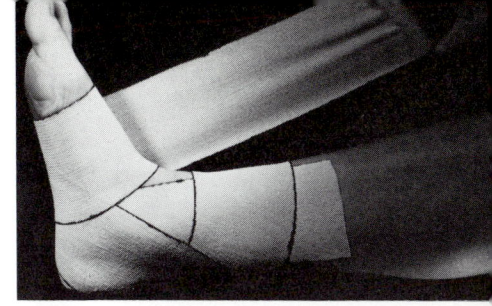

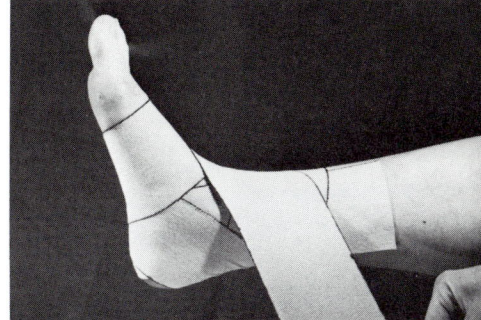

Zum Schluß wird der Unterschenkel wieder ein- oder zweimal gewickelt, sodaß man etwa 20 cm oberhalb der Knöchel die Konstruktion abschließt.
Die Basis der therapeutischen Bandage-/Tapekonstruktion ist damit fertiggestellt. Die Technik wird nun mit 2 cm breitem Heftpflaster oder Tape fortgesetzt. Hiermit werden die Fixationsstreifen angelegt. Sie sollen unerwünschte Bewegungen einschränken.

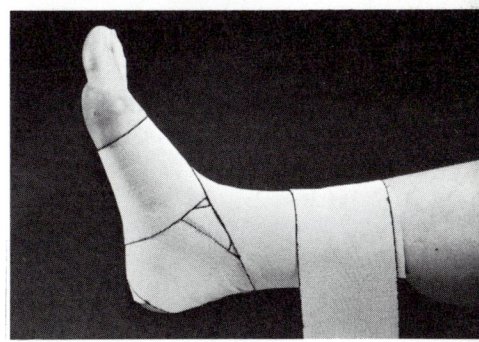

Teil 2 der Bandagetechnik

Die ersten zwei Fixationsstreifen werden angelegt, um die Adduktion des Fersenbeines einzuschränken. Dabei muß der Fuß in Rechtwinkelstellung zum Unterschenkel gehalten werden, das Fersenbein soll durch diese Streifen genau in anatomischer Mittelstel-

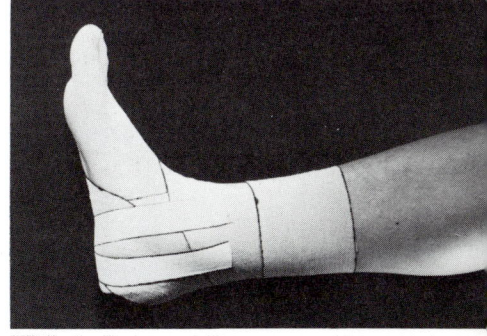

21

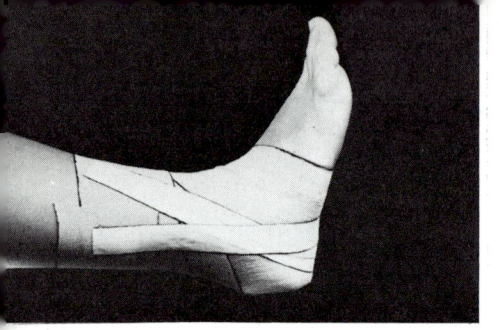

lung fixiert werden. Hyperkompensation im Abduktionssinne muß vermieden werden, da hierdurch das normale Bewegungsmuster gestört wird; die Folge wäre eine Überlastung des medialen Kapselbandapparates.

Man fängt mit dem ersten Streifen hinter dem Innenknöchel an, geht senkrecht zur Fußsohle und erreicht dann den Fußaußenrand. An der Lateralseite wird der Streifen wieder schräg nach oben geführt, sodaß er genau über dem Außenknöchel zu liegen kommt. Er läuft dann etwa 20 cm oberhalb der Knöchel an der Schienbeinkante aus. Der zweite Streifen wird knapp vor dem Innenknöchel parallel zum ersten Streifen geführt. Er wird über die Fußsohle gelegt und vom Fußaußenrand schräg nach hinten gebracht. Auch er endigt etwa 20 cm oberhalb der Knöchel. Die beiden Fixationsstreifen kreuzen einander genau über dem Außenknöchel.

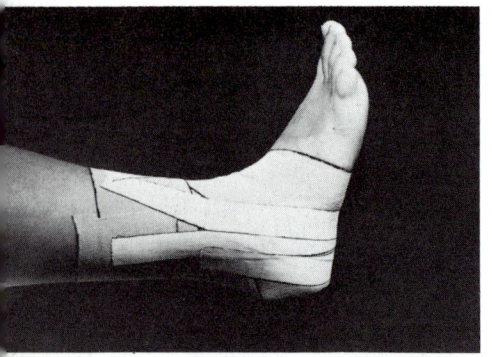

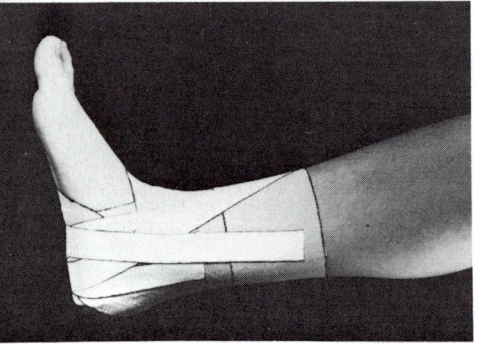

In derselben Art werden Fixationsstreifen von der Außenseite zur Innenseite hin gelegt. Um eine ausreichende Stabilisation zu erreichen, müssen sie bei Mittelstellung des Calcaneus angebracht werden. Sie sollen einander über dem Innenknöchel kreuzen. So können die am Calcaneus ansetzenden Bänder entlastet werden.

Der im Folgenden erläuterte Fixationsstreifen wird angelegt, um die Inversionsbewegung des Fußes zu hemmen, bzw. zu stabilisieren. Auch hier ist Überkompensation strikt verboten. Der Beginn des Streifens liegt etwas dorsal vom III. Mittelfußköpfchen in einem Winkel von 45 Grad zur Fußlängsachse. Der Ballen der Kleinzehe muß dabei vollständig freigelassen werden.

Der Streifen läuft dann genau über die Basis des V. Mittelfußknochens. Wenn man nicht exakt über die Basis des Metacarpale V tapet, dieses ist als knöcherne Vorwölbung am Fußaußenrand gut tastbar, kann man lästige Hautirritationen hervorrufen. Der Musculus peronaeus brevis muß genügend Bewegungsfreiheit haben. Von der Basis des Metatarsale V verläuft der Streifen vor dem Außenknöchel senkrecht nach oben. Er endet etwa 20 cm oberhalb des Knöchels. Der Streifen verläuft gegenüber der Fußlängsachse nahezu rechtwinklig und wird so angezogen, daß der Fuß in korrekter anatomischer Mittelstellung steht.

Der zweite Fixationsstreifen wird in der gleichen Art und Weise wie der erste an die Außenseite des Unterschenkels geführt. Er bildet also mit dem ersten Streifen einen Winkel von 90 Grad und verläuft über die Basis des Metatarsale I (Ansatz des Musculus tibialis anterior und Musculus peronaeus longus) und von da aus ventral des Außenknöchels etwa 20 cm senkrecht nach oben. Dieser Streifen wird nicht straff angezogen sondern spannungsfrei aufgeklebt.

Zusammen mit dem ersten Streifen hemmt diese Technik die Inversionsbeweglichkeit und unterstützt das Fußlängsgewölbe. So wird ein physiologisches Bewegungsmuster gewährleistet. In dieser Art und Weise werden zwei weitere Streifen angebracht, die die beiden ersten zur Hälfte überdecken.

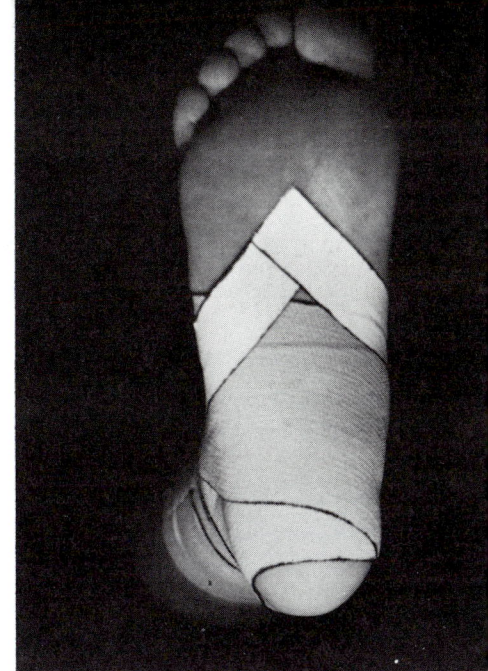

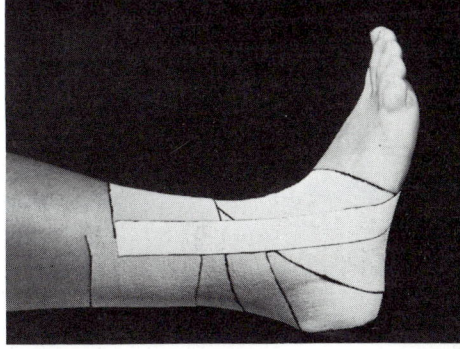

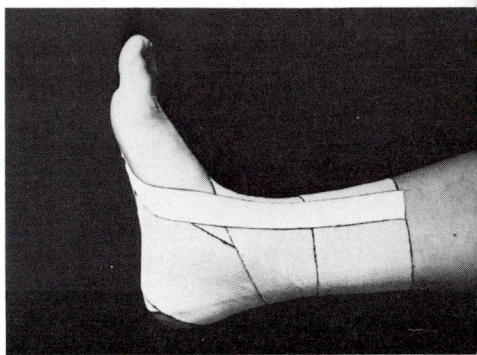

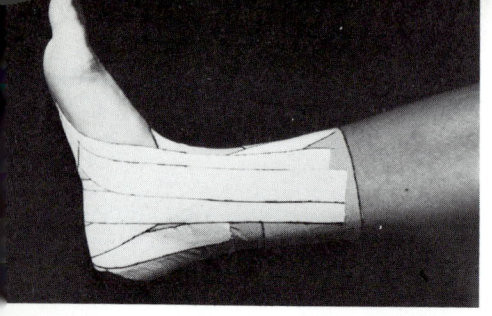

Die hier geschilderten Fixationskonstruktionen dürfen den Sprunggelenkspalt nie überkreuzen, dies würde zu einer Belastung der Talusrolle führen und damit die Fußhebung und -senkung stören.

Die vollständige Konstruktion

Die bis hierher beschriebene Technik gewährleistet eine Stabilisierung sämtlicher Bandstrukturen, die bei der Innendrehverletzung des Fußes in Mitleidenschaft gezogen werden. Zum Abschluß wird die ganze Konstruktion noch mit einer Bandage fixiert, damit wird einem Stabilitätsverlust der Fixation, die 7 bis 14 Tage belassen wird, entgegengewirkt.

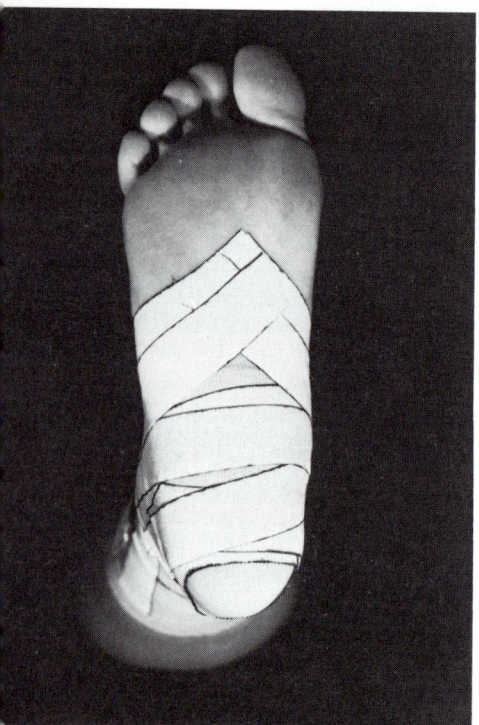

Teil 3 der Bandagetechnik

Man fängt wieder genauso an wie bei der ersten Bandage, etwa 20 cm oberhalb des Innenknöchels, dann geht man über den Innenknöchel senkrecht zur Fußsohle und von dort zum Fußrand. Die Ferse wird dabei nicht umfaßt, sondern die Bandage wird über den Fußrücken wieder nach medial gelegt. Bei dieser Wickelung wird das Tape wieder vorgedehnt. Die Konstruktion wird mit einer oder zwei Wickelungen um den Unterschenkel vervollständigt. Wenn am Anfang auch der Vorfuß getapet worden ist, muß dies auch jetzt wieder geschehen. Zum Abschluß werden der Stabilisationseffekt und der Bewegungsablauf des Fußes noch einmal kontrolliert.

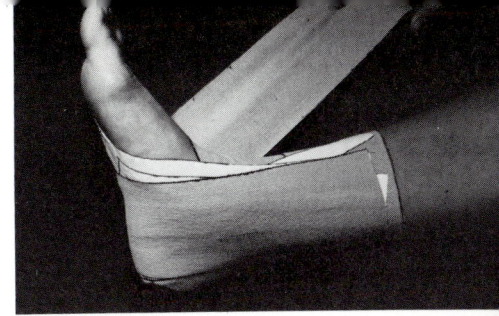

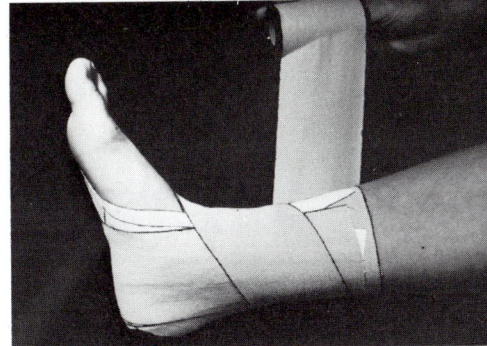

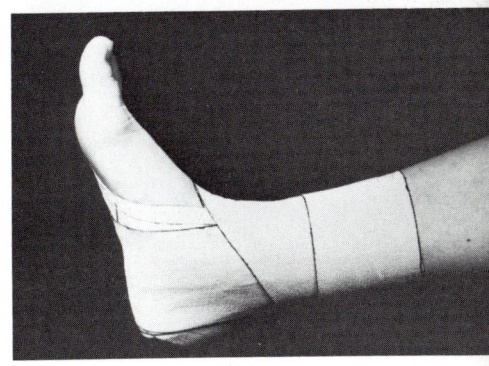

Die präventive Sprunggelenkbandage

Konstruktion des Tapes

Die Technik ist im wesentlichen mit der therapeutischen Bandage identisch und wird vor allem in der Rekonvaleszenz nach einer Sportverletzung benutzt.
Beim Training wird eine einfachere Technik verwandt, da hierbei die Bewegung besser dosiert und gesteuert werden kann.
Es folgt eine kurze Beschreibung dieser Bandagetechniken (Kombinationstechniken), wie man sie von der Außenseite des Unterschenkels her sieht.

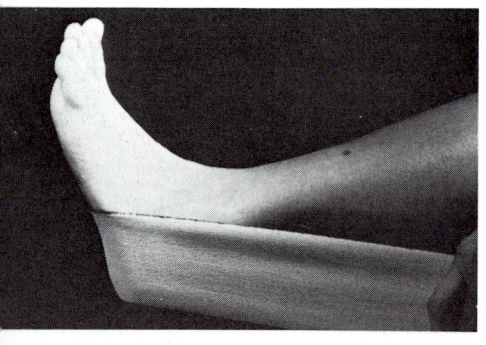

Man fängt etwa 20 cm oberhalb des Innenknöchels an, geht senkrecht zum medialen Fußrand unter der Fußsohle hindurch zur Außenseite.

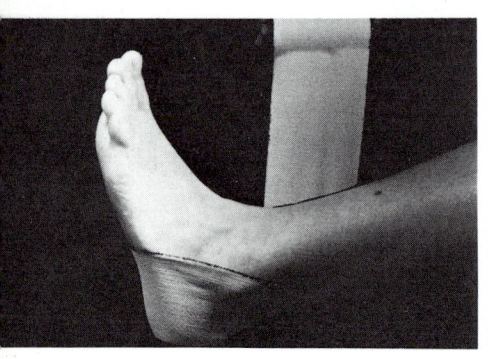

Von hier aus wird unter Vordehnung schräg auf die Achillessehne hin bandagiert. Die Bandage läuft dann über die Achillessehne zurück zur Innenseite des Unterschenkels.

Dann wird eine Wickelung um den Unterschenkel gelegt. Die Beweglichkeit der Talusrolle soll dabei nicht eingeschränkt werden. Die Bandage muß also oberhalb der Knöchel zu liegen kommen. Wenn man wieder die Innenseite erreicht hat, tapet man leicht schräg nach vorne bis zum Fußinnenrand.

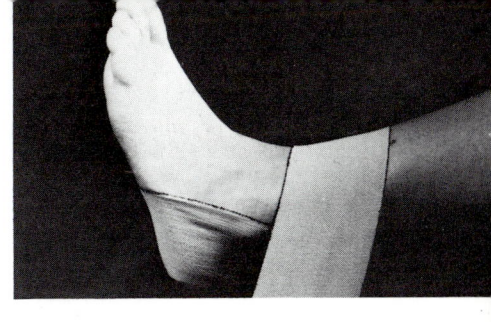

Vom Fußinnenrand führt sie unter der Fußsohle durch wieder nach lateral.

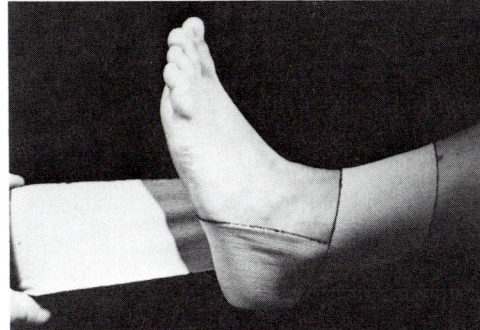

Die Bandage wird jetzt wieder vorgedehnt, um eine laterale Stabilisation zu erreichen. Der Verband wird dann zur Innenseite geführt und überkreuzt dabei den Fußrücken.

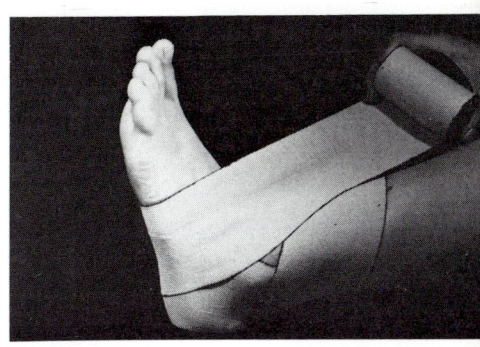

Zum Abschluß erfolgen wieder eine oder zwei Wickelungen um den Unterschenkel. Die Bandage darf jetzt nicht von der Rolle abgeschnitten werden.

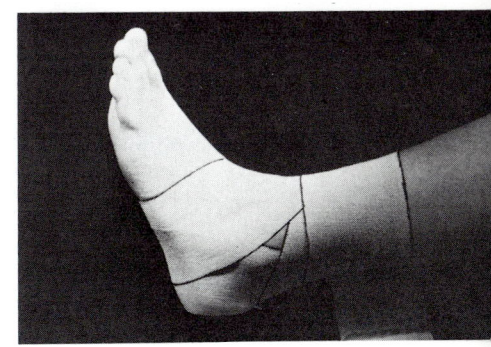

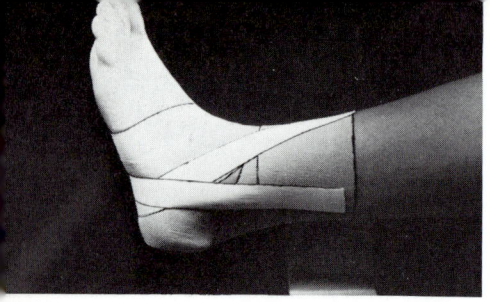

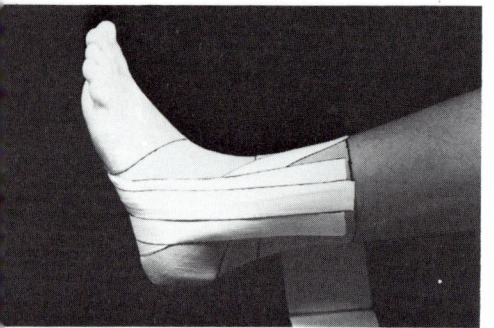

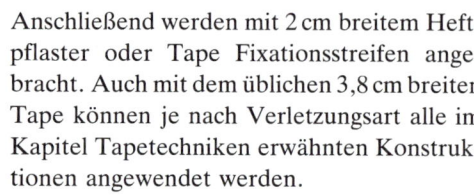

Anschließend werden mit 2 cm breitem Heftpflaster oder Tape Fixationsstreifen angebracht. Auch mit dem üblichen 3,8 cm breiten Tape können je nach Verletzungsart alle im Kapitel Tapetechniken erwähnten Konstruktionen angewendet werden.

Diese Konstruktion stabilisiert sowohl die Einwärtsdrehung des Fußes als auch die Anwinkelung des Rückfußes. Die Streifen werden genauso wie bei der therapeutischen Bandage angelegt. Sie werden jetzt allerdings nur einseitig angebracht. Gleichgültig welche Tapetechnik man verwendet, zum Schluß wird immer eine Bandage **angewickelt**.

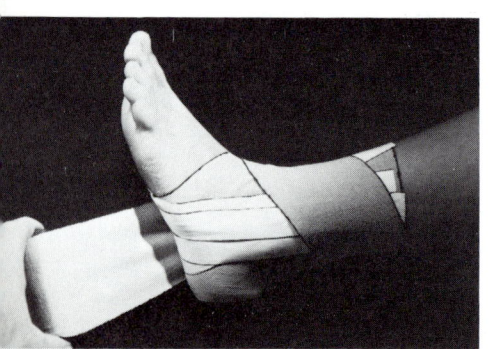

Man geht mit der Bandage über den Fußrücken wieder nach medial, von dort aus über die Fußsohle nach lateral.

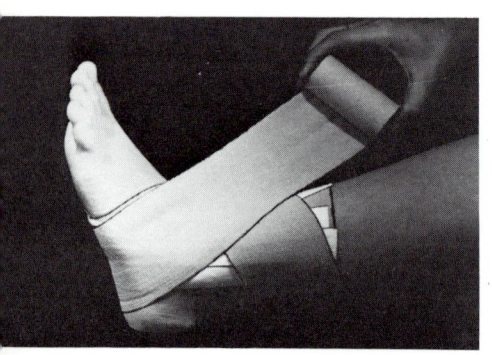

Dann wieder über den Fußrücken zur Innenseite des Unterschenkels. Bei dieser Wickelung wird die Bandage vorgedehnt.

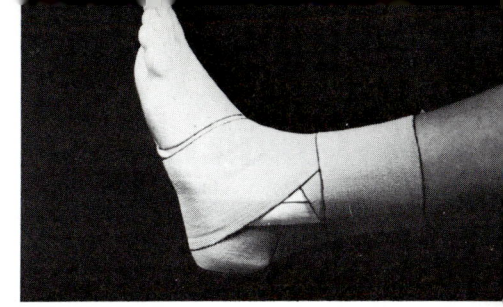

Zuletzt wird oberhalb der Knöchel einmal
zirkulär um den Unterschenkel gewickelt.

Taping bei speziellen Indikationen

Untere Extremität

Fußgelenke – Unterschenkelmuskulatur

Verletzungen des Ligamentum calcaneofibulare (Außenband)

Funktion: Einschränkung der Adduktionsbeweglichkeit des Calcaneus. Bei Verletzungen des Ligamentum deltoideum (Innenband) wird die gleiche Tapekonstruktion spiegelbildlich an der Innenseite angelegt.

Ausgangsstellung: Neutralstellung (Rechtwinkelstellung des Fußes), leichte Valgusstellung (Abwinkelung) des Calcaneus. Bei Verletzungen des Innenbandes entsprechend in leichter Varusposition des Calcaneus.

Materialien: 3,8 cm breites Tape.

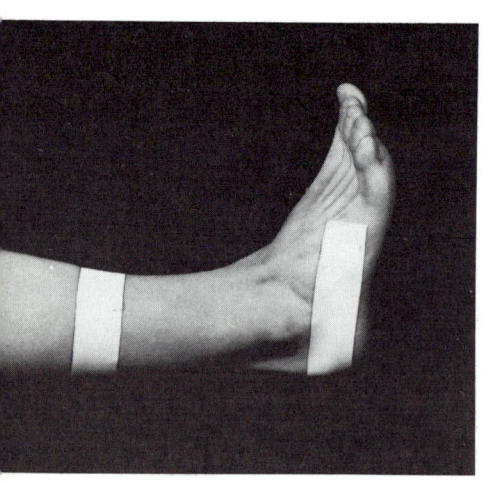

Zwei Anker bilden die Grundlage dieser Tapekonstruktion. Der Erste liegt etwa 20 cm proximal der Malleoli auf dem Unterschenkel. Sie sollen nicht zirkulär angebracht werden, sondern einen schmalen Hautstreifen an der Rückseite des Unterschenkels frei lassen. Der Zweite verläuft über den Fußinnenrand, hinter den Tuber calcanei und dann über den Fußaußenrand.

Der erste Fixationsstreifen wird medial auf dem proximalen Anteil angebracht, verläuft über den Innenknöchel senkrecht zur Fußsohle und von dort nach lateral über den Außenknöchel an die Lateralseite des proximalen Anteils.

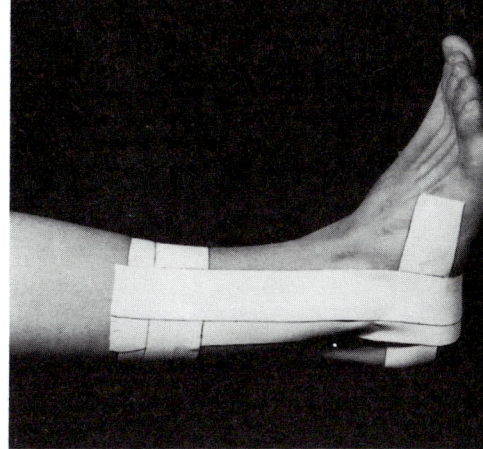

Der zweite Fixationsstreifen wird ventral des ersten halb überlappend angebracht.
Auch ein dritter Fixationsstreifen kann noch angelegt werden.

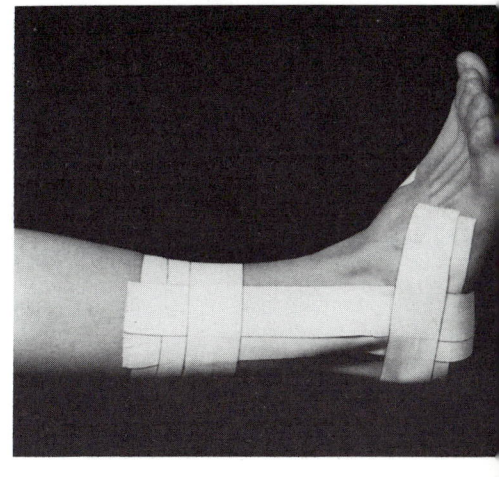

Nach dem Ankleben der Fixationsstreifen wird jedes Mal über beide Anker halb überlappend ein weiterer Anker gelegt. Zusätzlich kann noch eine Bandage angelegt werden, siehe S. 152.

Verletzungen des Ligamentum calcaneocuboideum und des Ligamentum bifurcatum

Funktion: Einschränkung der Adduktion des Vorfußes.
Entlastung der verletzten Strukturen.
Ausgangsstellung: Der Fuß soll in Neutralstellung gehalten werden.
Materialien: 3,8 cm breites Tape.

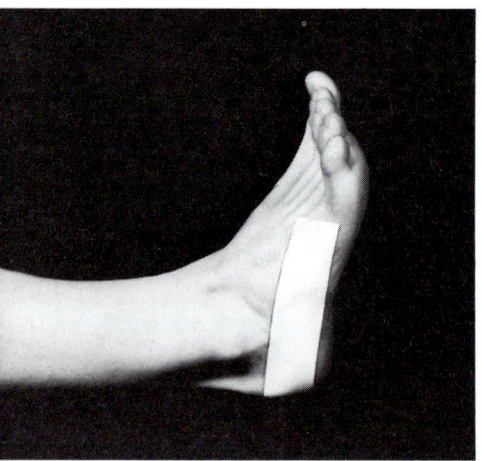

Man beginnt mit einem Streifen, der sowohl als Anker als auch als Fixationsstreifen dient.
Er beginnt an der medialen Seite des Fußes in Höhe des ersten Metatarsalschaftes. Parallel zum Fußrand verläuft er zum Calcaneus, umfaßt diesen und verläuft am lateralen Fußrand bis zum V. Mittelfußköpfchen. Der Vorfuß muß in leichter Abduktion gehalten werden.

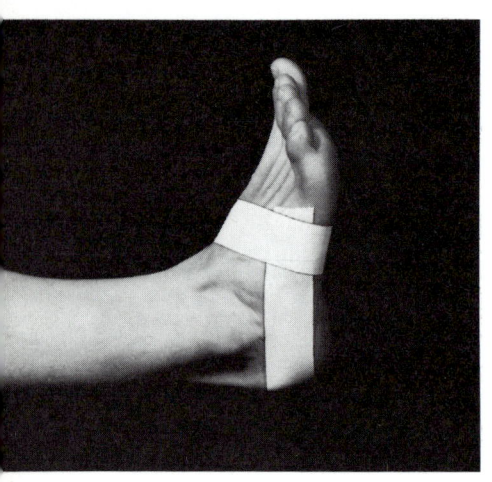

Der zweite Fixationsstreifen beginnt an der medialen Seite des Fußes auf dem Anker und wird über die Fußsohle nach lateral gelegt. Dann läuft er über den Fußrücken bis zur Sehne des Musculus extensor hallucis longus. Als Irritationsstelle ist die Basis des V. Metatarsale sehr gefährdet.

Die nächsten drei oder vier Fixationsstreifen (abhängig von der Fußlänge) werden immer halb überlappend angelegt. Hierbei wird von distal nach proximal getapet, bis der Vorderrand des Außenknöchels bedeckt ist.

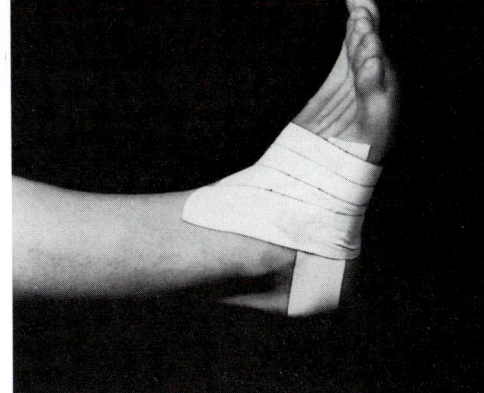

Ansicht von medial.

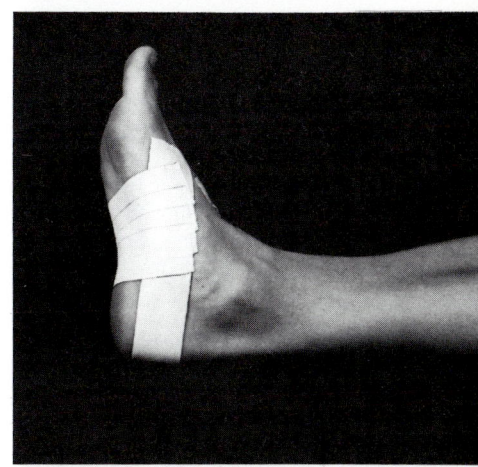

Anschließend wird ein Streifen über den Anker gelegt. Dieser Anker soll exakt bedeckt werden. Die letzten zwei Streifen werden fächerförmig von der Innenseite des Fußes den Calcaneus umfassend nach der Außenseite des Fußes angelegt.

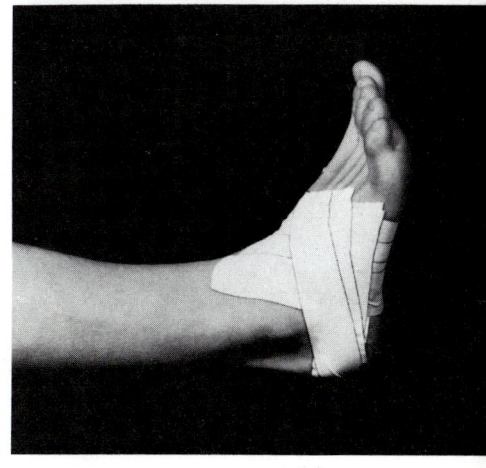

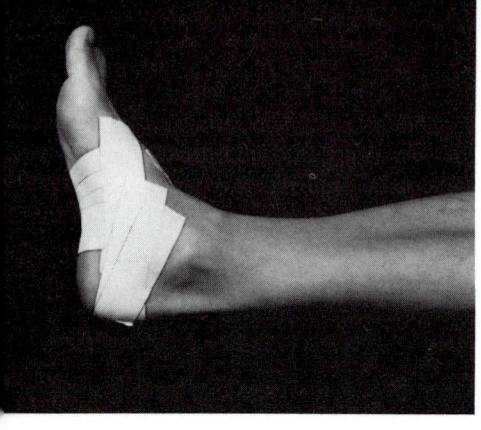

Medialansicht der letzten Streifen.

Verletzungen des Ligamentum talofibulare anterius

Funktion: Einschränkung der Inversionsbewegung.
Ausgangsstellung: Der Fuß soll in Neutralstellung gehalten werden, evtl. in leichter Eversion.
Materialien: 3,8 cm breites Tape.

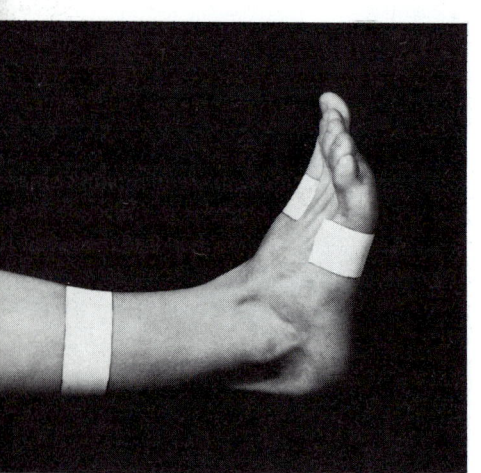

Es werden zwei Anker verwendet. Der erste Anker liegt etwa 20 cm oberhalb beider Malleoli. Dieser darf nicht zirkulär angelegt werden, sondern soll an der dorsalen Seite geöffnet sein. Der zweite Anker liegt knapp proximal der Mittelfußköpfchen I und V und ist auf dem Fußrücken geöffnet.

Der erste Tapestreifen verläuft steigbügelartig von der medialen Seite des am Unterschenkel gelegenen Ankers unter der Ferse zur Lateralseite dieses Ankers. Der Streifen überkreuzt beide Knöchel. Wenn wegen einer isolierten Läsion des Ligamentum talofibulare anterius getapet wird, wird er zusätzlich als Fixationsstreifen eingesetzt.

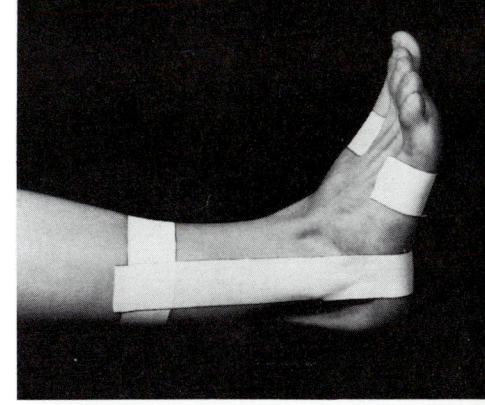

Der die Inversion hemmende zweite Tapestreifen verläuft von der Lateralseite des Caput metatarsale I über die Fußsohle zum Fußaußenrand. Er soll dabei knapp proximal der Basis des V. Mittelfußknochens liegen, dann die Achse des oberen Sprunggelenkes schräg überkreuzen und etwa 2 Querfinger proximal des Malleolus medialis auf dem ersten, steigbügelförmigen Streifen enden.

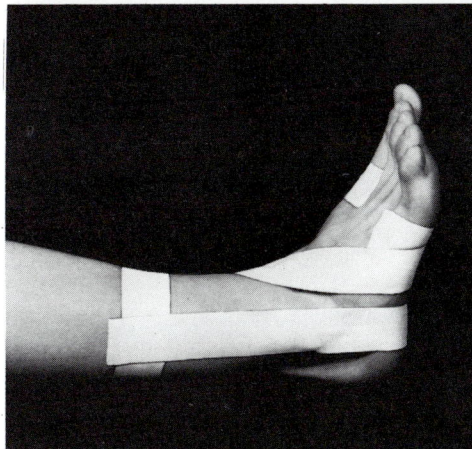

Ansicht von medial.

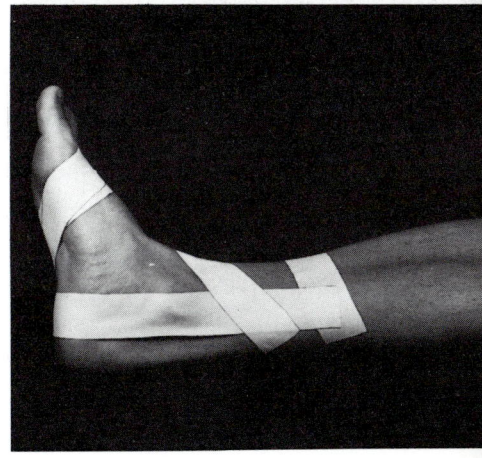

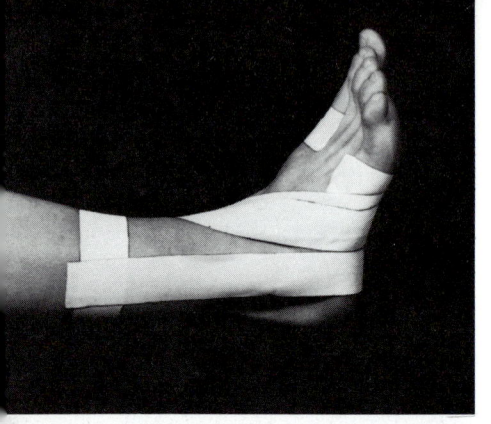

Der dritte Tapestreifen verläuft wie der zweite, diesen zur Hälfte überlappend. Er bedeckt die Basis des Os metatarsale V vollständig.

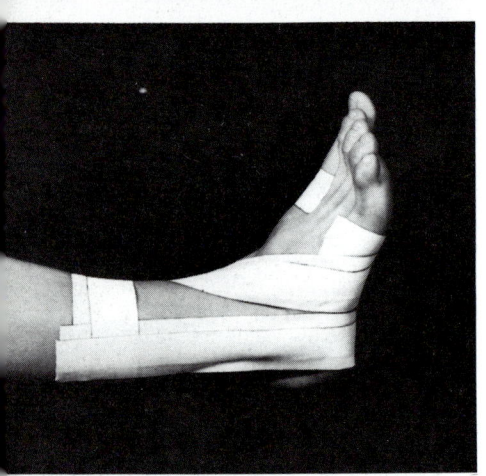

Zum Schluß wird ein zweiter steigbügelförmig vom lateralen zum medialen Unterschenkel verlaufender Streifen angelegt. Er soll den ersten Streifen zur Hälfte überlappen. Auch diese Tapetechnik kann in Kombination mit einer Bandagetechnik verwandt werden (siehe S. 152, 155).

Laterale Bandinstabilität des oberen Sprunggelenkes

Funktion: Einschränkung der Inversion des Fußes.
Ausgangsstellung: Der Fuß soll in Neutralstellung gehalten werden.
Materialien: 3,8 cm breites Tape.

Man beginnt diese Technik mit einem Streifen, der auf der Fußsohle über die Mittelfuß-
knochen II, III und IV läuft bis zur lateralen
Seite des Fußes. Dann läuft er über die laterale Seite des Fußes, distal der Basis des Metatarsale V zurück zum Sprunggelenk und über
die Tibiakante nach proximal bis etwa 20 cm
oberhalb der Malleoli.

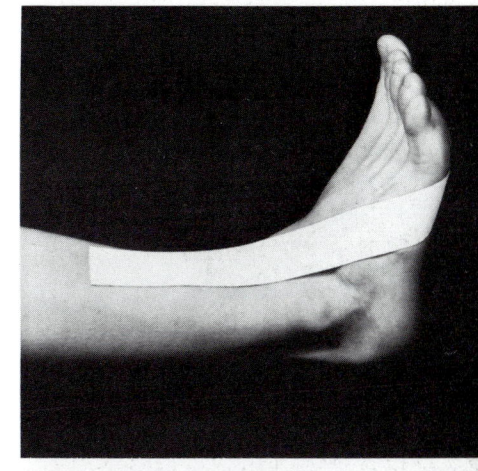

Der zweite Tapestreifen wird halb überlappend auf den ersten angelegt. Er überquert
die Basis des Metatarsale V.

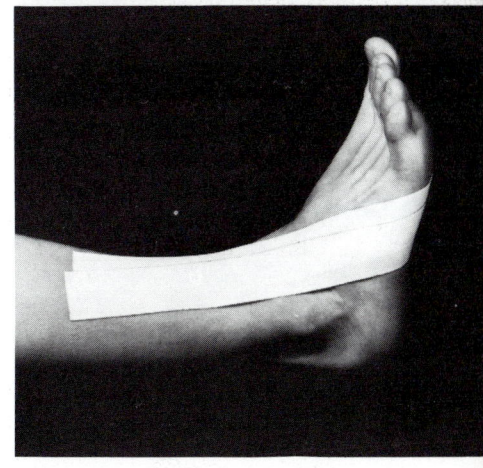

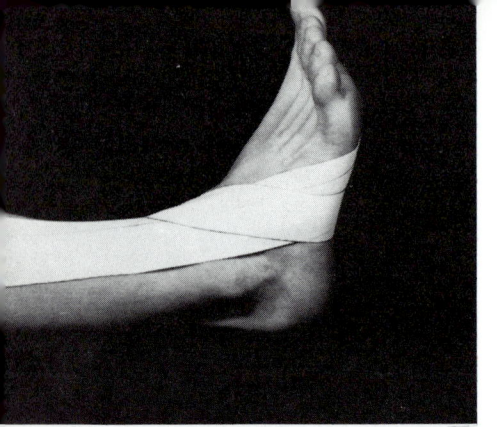

Der dritte Tapestreifen beginnt am Fußinnenrand, knapp proximal des Großzehenballens.
Über die Fußsohle läuft er nach lateral über
die Basis des Metatarsale V und kreuzt dann
die Sprunggelenkachse schräg zur medialen
Seite des Unterschenkels. Er endet knapp
oberhalb des Innenknöchels.

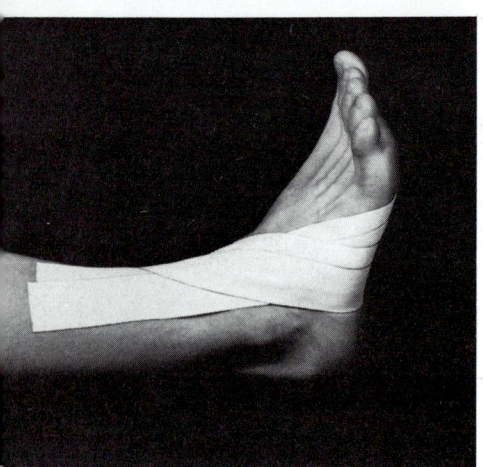

Der vierte Tapestreifen läuft in gleicher Art
und Weise halb überlappend über den
dritten.

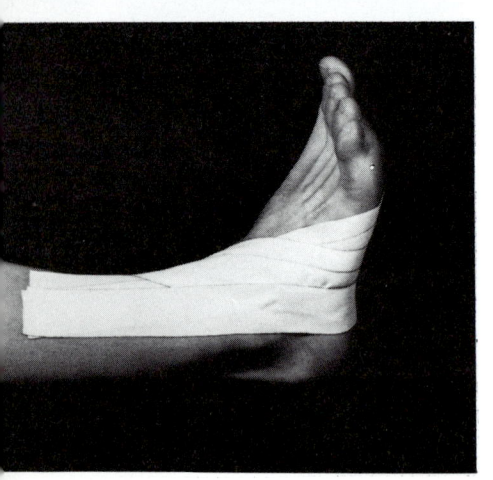

Der fünfte Tapestreifen beginnt knapp distal
des medialen Malleolus, überkreuzt die Fußsohle und läuft vom lateralen Fußrand über
den Außenknöchel senkrecht nach proximal.
Er endet etwa 20 cm oberhalb des Außenknöchels.

Der letzte Fixationsstreifen verläuft genauso wie der fünfte, er überdeckt diesen zur Hälfte und wird genau über den Außenknöchel geführt.

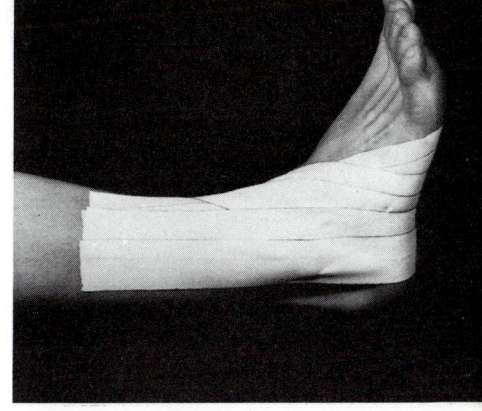

Ansicht von medial: Die Anfangspunkte des Tapes sind jetzt gut zu erkennen.

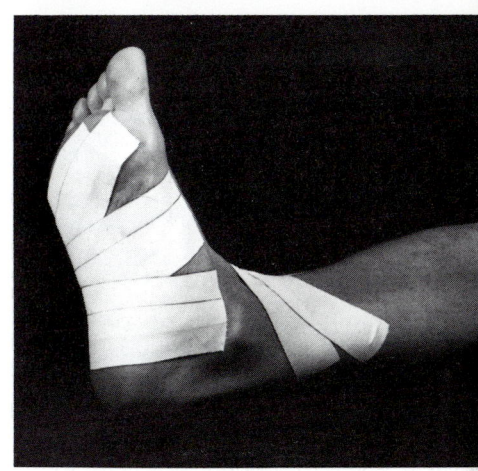

Verletzungen des Ligamentum talofibulare anterius
Verletzungen des Ligamentum deltoideum

Funktion: Einschränkung der Plantarflexion.
                       Einschränkung der Inversion und Eversion.
Ausgangsstellung: Der Fuß muß in Neutralstellung gehalten werden.
Materialien: 3,8 cm breites Tape,
                       Schaumstoff.

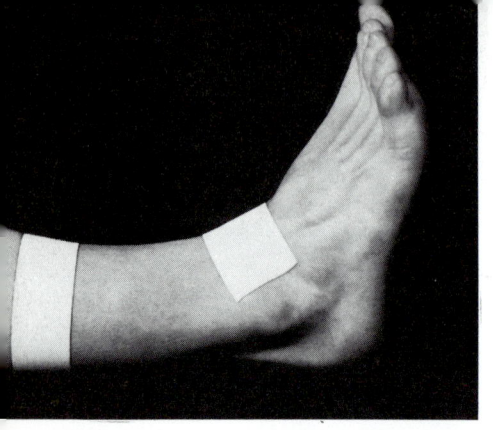

Am Unterschenkel wird etwa 20 cm oberhalb der Malleoli ein hinten offener Anker angelegt.
Mit Schaumstoff werden die Extensorensehnen im Bereich der ventralen Seite des oberen Sprunggelenkes geschützt.

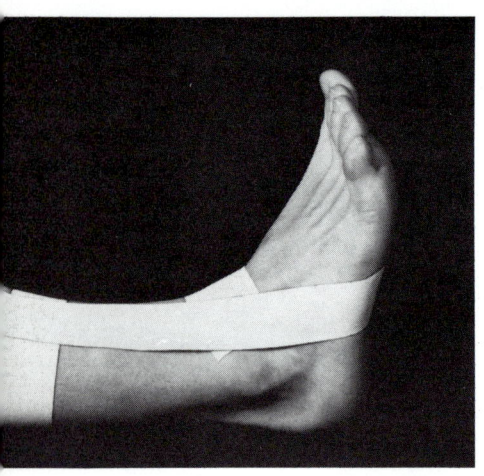

Der erste Tapestreifen verläuft unter dem Fußquergewölbe, dann über den lateralen Fußrand. Dann führt er über die Basis des Metatarsale V, ventral des Außenknöchels nach proximal bis zum Anker am Unterschenkel.

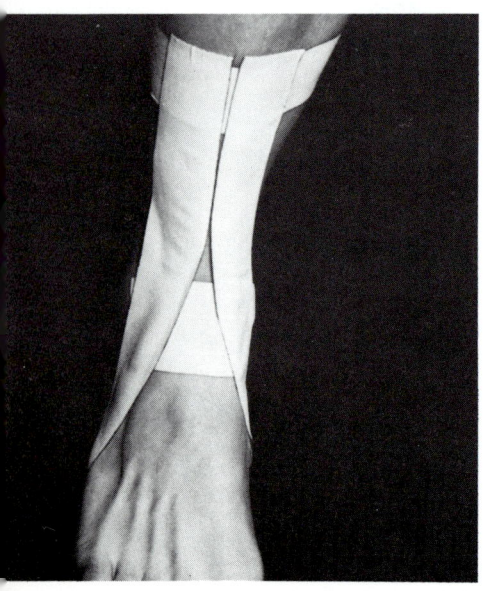

Der zweite Tapestreifen läuft spiegelbildlich zum ersten. Er geht von der lateralen Seite des Quergewölbes über den medialen Fußrand, ventral des Innenknöchels nach proximal zum Anker. Am Unterschenkel laufen beide Streifen parallel.

Halb überlappend werden zwei weitere Tapestreifen angelegt. Diese Streifen müssen ventral der zwei ersten liegen. Wenn die Streifen
richtig angelegt sind, kreuzen sie einander in
Höhe des Gelenkspaltes des oberen Sprunggelenkes.

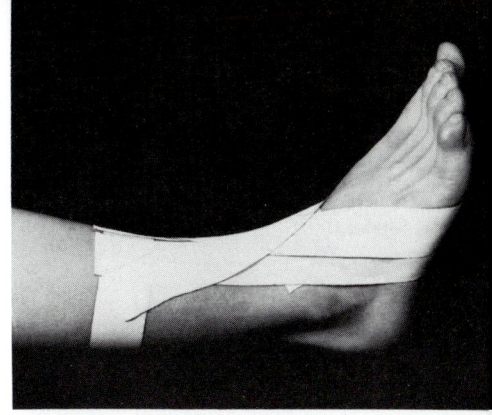

Mit halb überlappenden, hinten offenen
Streifen werden die Tapestreifen am Unterschenkel gesichert, von proximal nach distal
bis zu den beiden Malleoli.
Schließlich erfolgt die Sicherung durch zwei
schräg über den Fußrücken laufende Tapestreifen.

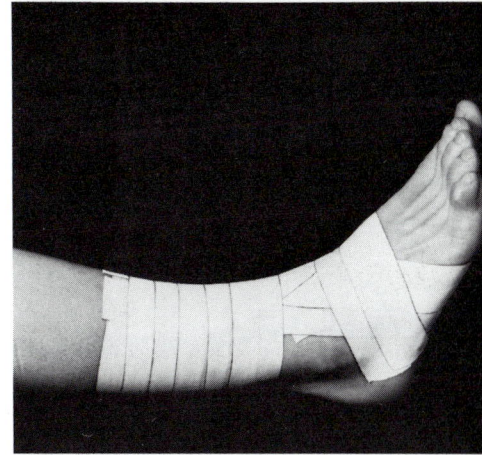

Verletzungen des Ligamentum deltoideum

Funktion: Stabilisation des medialen Kapselbandapparates.
Ausgangsstellung: Der Fuß soll in Neutralstellung gehalten werden.
Materialien: 3,8 cm breites Tape.

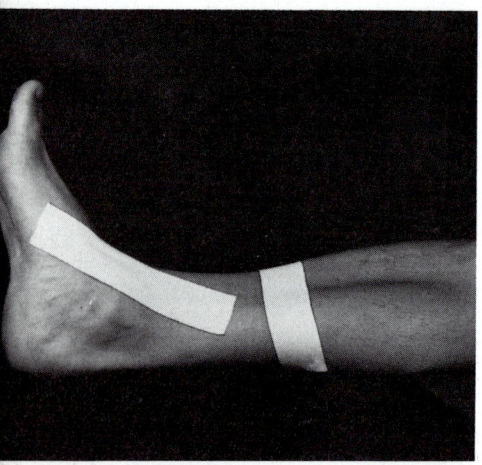

Der erste Anker wird 20 cm oberhalb der Malleolen am Unterschenkel angelegt (nicht zirkulär!). Ein zweiter Anker wird von der Basis des ersten Mittelfußknochens schräg nach dorsal-proximal gelegt. Er endet 10 cm proximal des Innenknöchels.

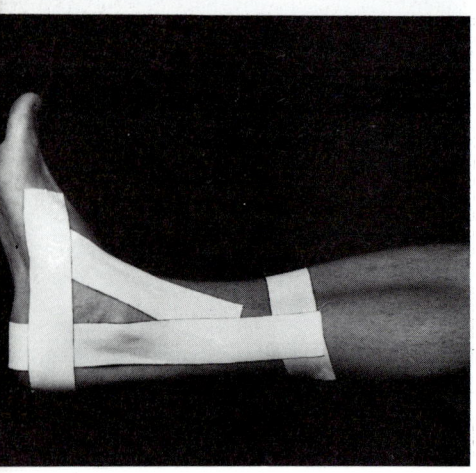

Der nächste Tapestreifen verläuft wieder steigbügelförmig, jetzt aber von lateral nach medial. Danach wird ein den Fußrand umfassender Streifen vom Schaft des V. Mittelfußknochens bis zum Anker auf der Fußinnenseite angelegt.

Die beiden zuletzt genannten Tapestreifen werden durch die beiden nächsten zur Hälfte überlappt. Dabei werden die Knöchel bedeckt.

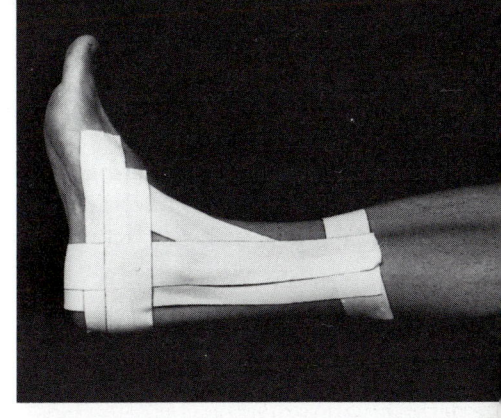

Schließlich wird ein Paar Fixationsstreifen, etwas kürzer als die vorigen, geklebt. Auch dieses überdeckt die zuletzt Angelegten jeweils zur Hälfte.

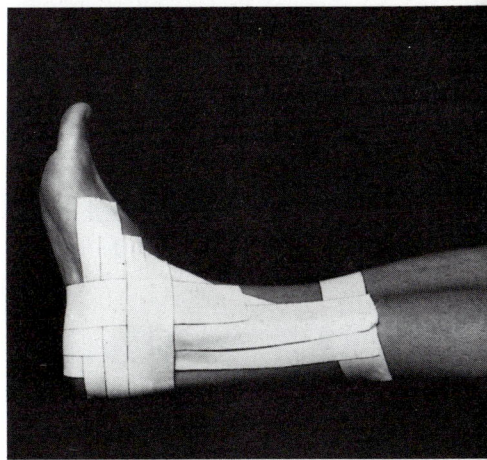

Instabilität und Verletzung des fibularen Bandapparates

Funktion: Einschränkung der Supinationsbewegung. Verhinderung der
                            vorderen Schubladenbeweglichkeit.
Ausgangsstellung: Der Fuß soll in Neutralstellung gehalten werden.
Materialien: 3,8 cm breites Tape.

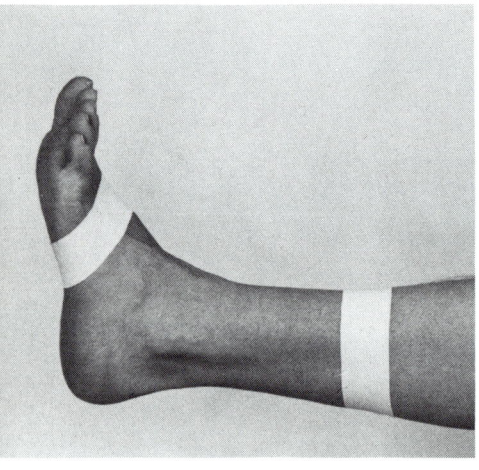

Es werden zunächst zwei Anker gelegt. Der erste liegt etwa 20 cm proximal der beiden Malleoli am Unterschenkel und ist an der Hinterkante geöffnet. Der distale Anker liegt knapp proximal der Zehengrundgelenke und ist an der Fußsohle geöffnet.

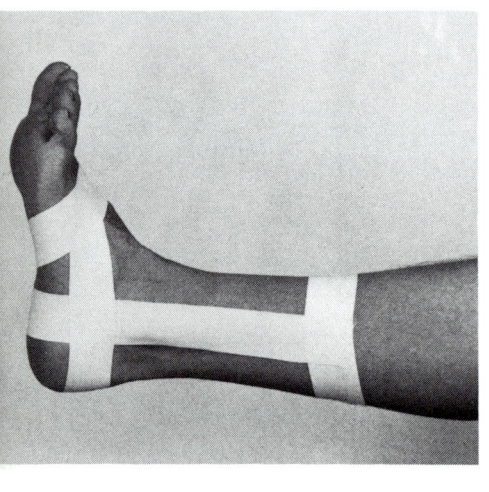

Dann wird ein Steigbügel angelegt. Er verläuft an der Innenseite des proximalen Ankers nach distal, überquert die Ferse und endet dann auf der lateralen Seite des distalen Ankers.

44

Der nächste Tapestreifen verläuft vom distalen Anker schräg nach proximal. Er soll dabei ventral des Innenknöchels angebracht werden. Er endet an der Lateralseite des Steigbügels, etwa 10 cm oberhalb des Außenknöchels.

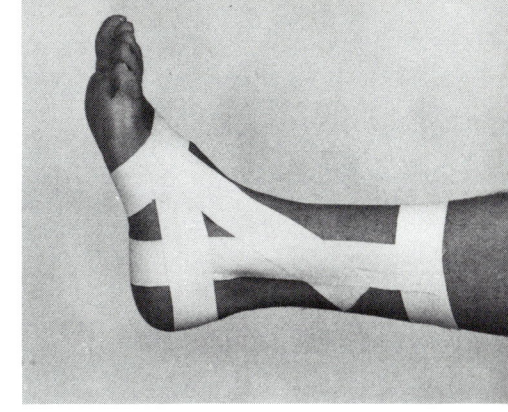

An der Innenseite wird in gleicher Art und Weise ein weiterer Tapestreifen angebracht.

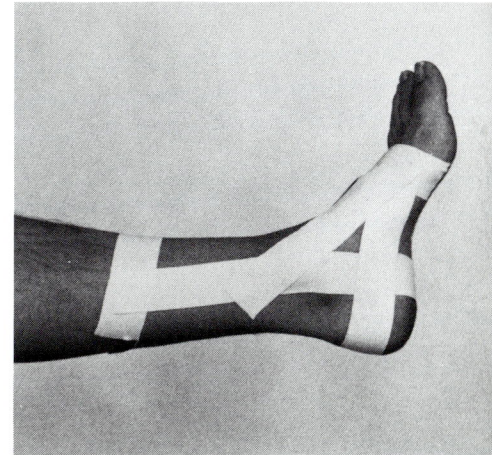

Jetzt wird der Steigbügel mit einem Fixationsstreifen gesichert. Dieser überlappt den proximalen Anker zur Hälfte.
Auch am distalen Anker werden der vierte und fünfte Tapestreifen mit einem Fixationsstreifen gesichert.

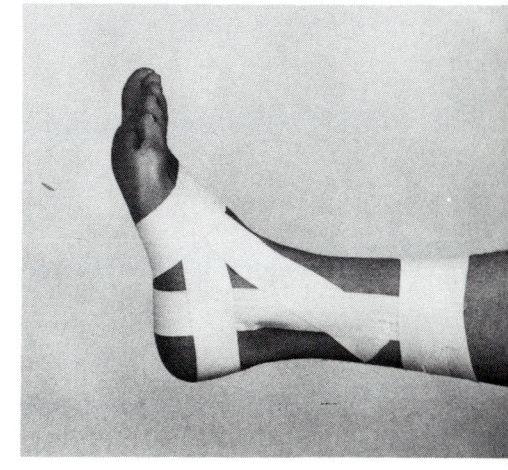

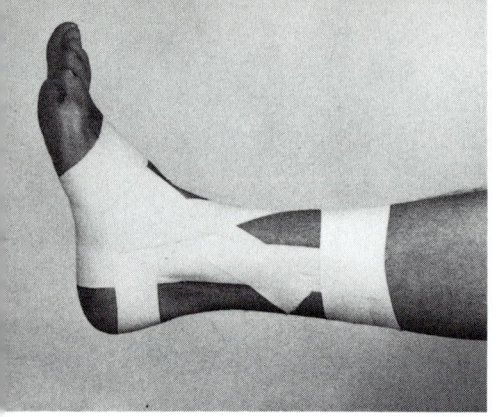

Der nächste Tapestreifen beginnt an der medialen Seite der Fußsohle, knapp proximal des Großzehenballens. Er überquert die Fußsohle schräg zur lateralen Seite. Von dort verläuft der Streifen schräg nach proximal. Er überkreuzt dabei den oberen Gelenkspalt des Sprunggelenkes. Er endet an der Innenseite des Unterschenkels auf dem Steigbügel.

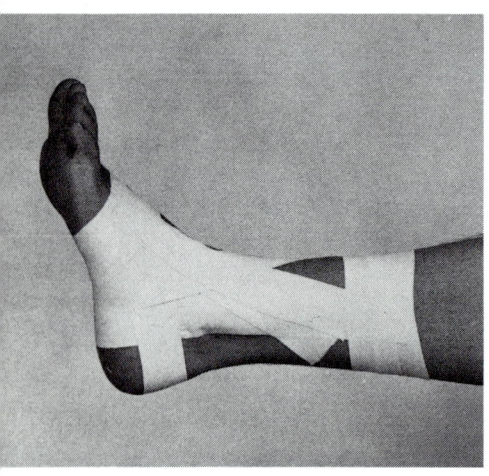

Wie bei den Bildern S. 45 oben beschrieben, werden in gleicher Weise zwei weitere Tapestreifen an der Innenseite und an der Außenseite des Sprunggelenkes angebracht.

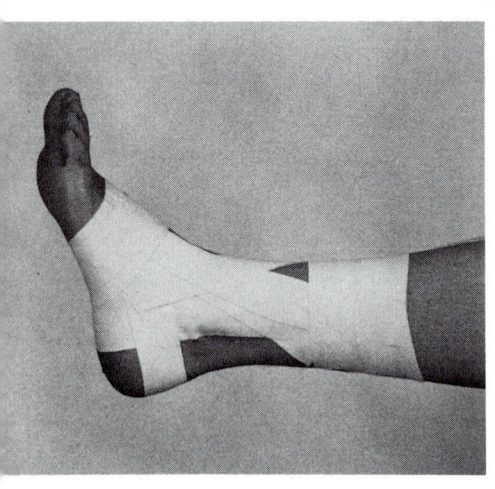

Schließlich werden die zwei zuletzt angebrachten Tapestreifen mit zwei Fixationsstreifen gesichert. Diese überlappen den ersten Fixationsstreifen zur Hälfte.

Die gezeigte Tapetechnik kann mit folgender Bandage gesichert werden:

Diese Bandagetechnik beginnt etwa 20 cm oberhalb des medialen Malleolus, an der Innenseite des Unterschenkels. Vom Unterschenkel verläuft sie in der Längsachse des Unterschenkels nach distal und überkreuzt die Fußsohle.

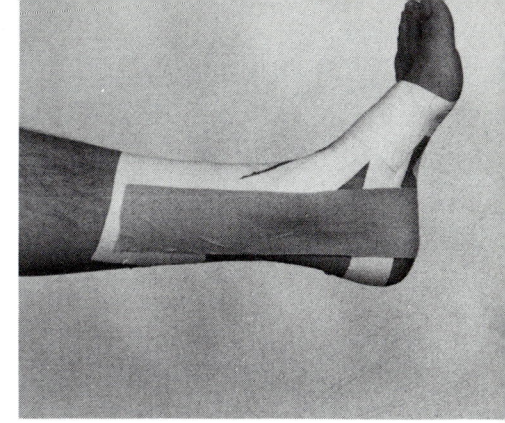

Von der lateralen Seite des Fußes geht sie schräg nach proximal-dorsal des Außenknöchels um die Achillessehne.

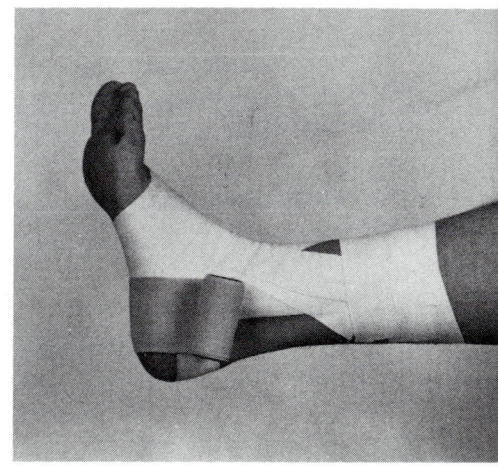

Dann wird eine zirkuläre Binde knapp proximal des Gelenkspaltes des oberen Sprunggelenkes am Unterschenkel angebracht. Diese umgreift die Achillessehne.

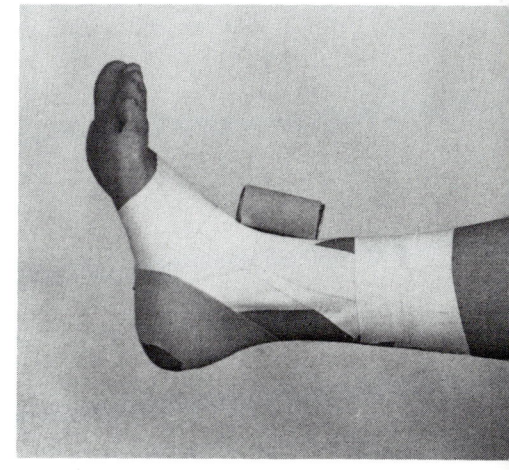

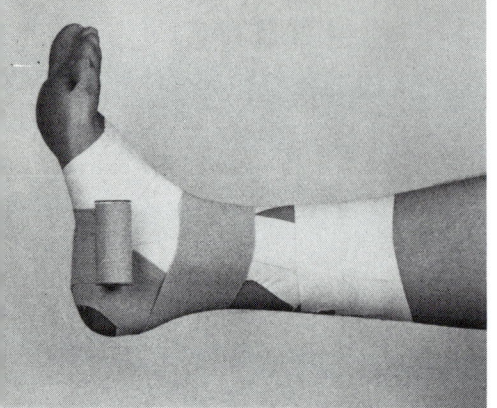

Von der medialen Seite des Unterschenkels führt die Bandage von der Achillessehne schräg nach distal-dorsal des Innenknöchels. Sie überkreuzt die Fußsohle.

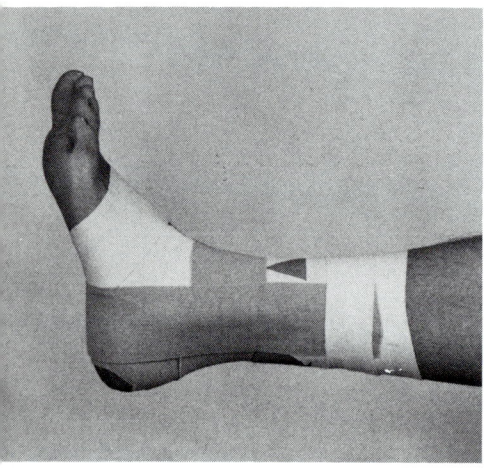

Von der lateralen Seite des Fußes wird die Bandage in der Längsachse des Unterschenkels nach proximal unter Zug angebracht. Sie endet etwa 20 cm oberhalb des Malleolus lateralis.

Schließlich wird das Ende der Bandage mit einem nicht zirkulären Tapestreifen am Unterschenkel gesichert.

Verletzungen des Außenbandapparates des Sprunggelenkes

Funktion: Einschränkung der Supinationsbeweglichkeit.
                          Prävention von Sprunggelenkverletzungen.
Ausgangsstellung: Der Fuß soll in Neutralstellung gehalten werden.
Materialien: 3,8 cm breites Tape.

Es werden zunächst zwei Anker gelegt. Der erste liegt etwa 20 cm proximal der beiden Malleoli am Unterschenkel und ist an der Hinterseite geöffnet. Der distale Anker liegt knapp proximal der Zehengrundgelenke und ist an der Fußsohle geöffnet.

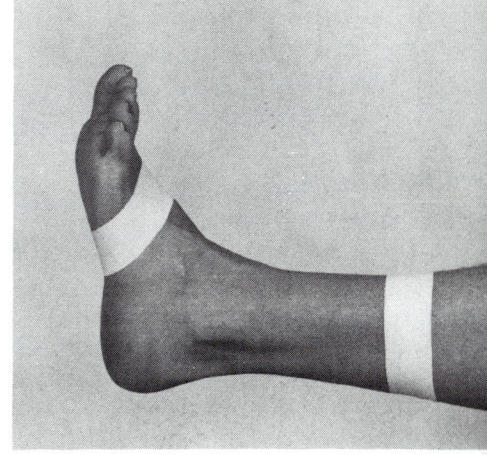

Dann wird ein Steigbügel angelegt. Er verläuft von der Innenseite des proximalen Ankers nach distal, überquert die Fußsohle und führt dann zur Außenseite des proximalen Ankers.
Der vierte Tapestreifen geht von der Medialseite des distalen Ankers über die Innenseite des Fußes, überquert die Ferse und endet dann auf der lateralen Seite des distalen Ankers.

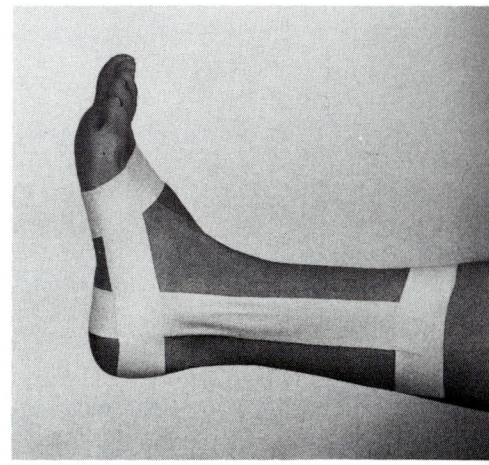

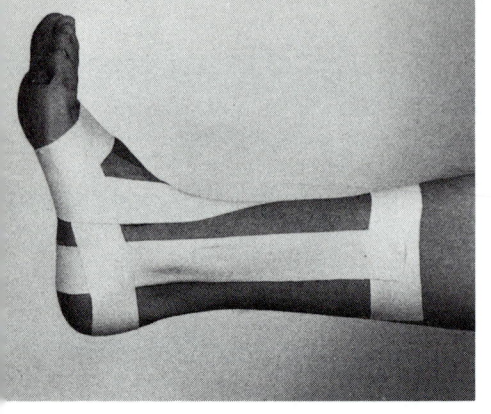

Der nächste Tapestreifen beginnt an der medialen Seite der Fußsohle, knapp proximal der Zehenballen. Er überquert die Fußsohle schräg zur lateralen Seite. Von dort verläuft der Streifen schräg nach proximal. Er überkreuzt dabei den oberen Gelenkspalt des Sprunggelenkes. Er endet an der Innenseite des Unterschenkels auf dem Steigbügel.

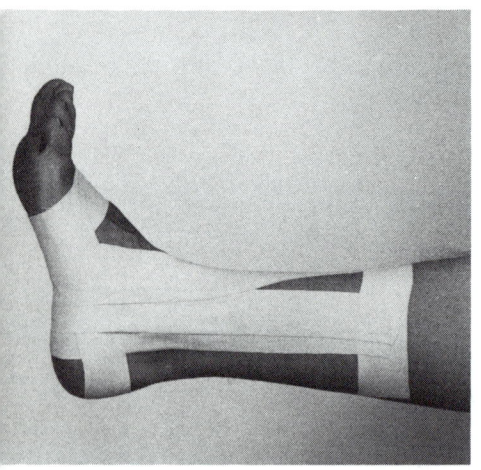

Dann wird ein weiterer Steigbügel angebracht. Dieser überlappt den ersten zur Hälfte und liegt etwas nach ventral. Halb überlappend wird ein weiterer Tapestreifen vom medialen Fußrand über die Fußsohle schräg zur medialen Seite des Unterschenkels reichend gelegt. Dieser liegt etwas dorsal des ersten Streifens.

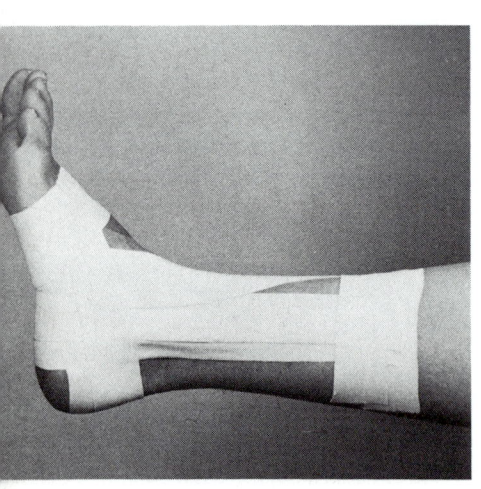

Schließlich werden diese mit einem U-förmigen Tapestreifen gesichert. Dieser Streifen beginnt an der Innenseite des distalen Ankers und endet an der lateralen Seite des distalen Ankers.
Dann werden noch zwei weitere Fixationsstreifen angebracht. Sie überlappen die beiden ersten jeweils zur Hälfte.

Sprunggelenkzerrung mit begleitender Schwellung

Funktion: Kompression des Sprunggelenkes.
                         Vollständige Stabilisation des Sprunggelenkes.
                         Verhinderung einer Schwellung.
Ausgangsstellung: Wenn möglich soll der Fuß in Neutralstellung gehalten werden.
                         Soweit es die Schmerzen zulassen, muß eine Spitzfußstellung
                         vermieden werden.
Materialien: 3,8 cm breites Tape,
                         Filz- oder Schaumstoffpolster.

Es werden zwei Anker angelegt, der erste etwa 20 cm oberhalb der Knöchel am Unterschenkel, der zweite wird knapp proximal der Zehenballen um den Vorfuß gelegt. Beide Anker werden zirkulär als Ausnahme angebracht, sie dürfen aber keinesfalls unter Zug geklebt werden!
Die Extensorensehnen und die Achillessehne werden durch Schaumstoffpolster geschützt. Bei Verdacht auf eine Außen- und Innenbandverletzung kann der Knöchel mit einem hufeisenförmig ausgeschnittenen Filzstück umlegt werden.

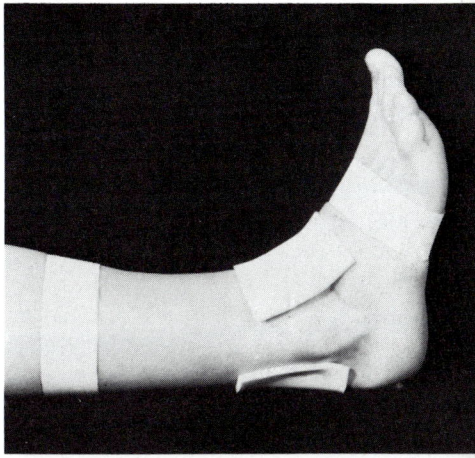

Eine Tape wird steigbügelförmig von der medialen Seite des proximalen Anteils über den Innenknöchel zur Fußsohle und den Außenknöchel zurück zur Lateralseite des Ankers geführt.

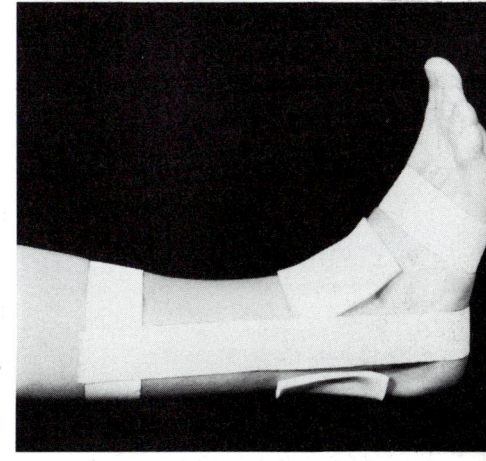

51

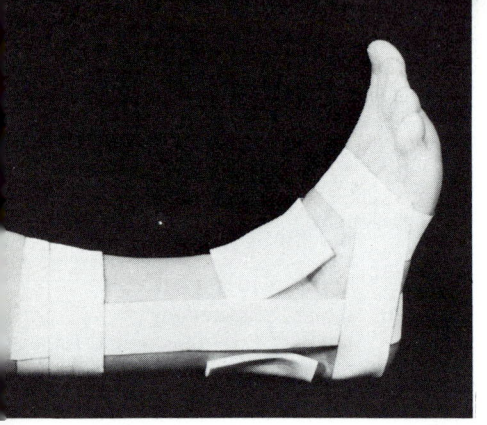

Dieser Streifen wird durch einen den proximalen halb überlappenden Anteil gesichert. Distal wird die Technik durch einen U-förmig vom Fußaußenrand zum -innenrand ziehenden Streifen verstärkt. Er beginnt und endet auf dem zweiten Anker.

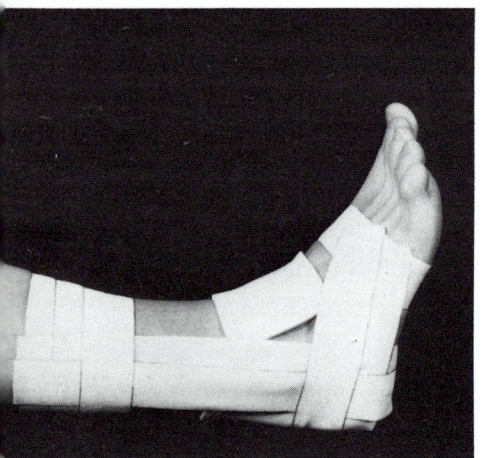

Den ersten halb überlappend wird ein zweiter Steigbügel angelegt. Dieser wird wiederum durch einen weiteren halb überlappenden proximalen Anker gesichert. Ebenso wird ein weiterer U-förmiger Streifen am Fußrand halb überlappend angelegt.

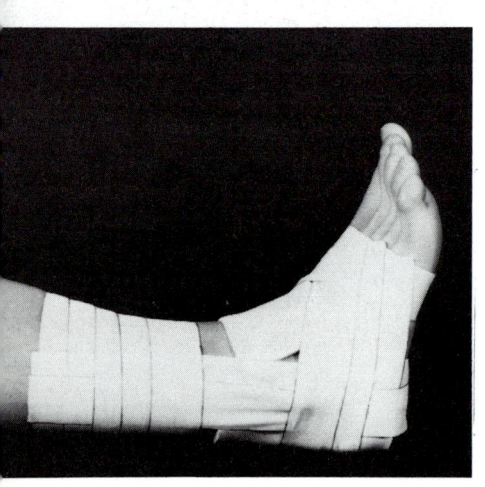

Die Konstruktion wird jetzt geschlossen. Dazu werden abwechselnd halb überlappend von proximal nach distal weitere Anker am Unterschenkel angebracht, von distal nach proximal werden zusätzlich halb überlappende U-Streifen am Fußrand angelegt.

Das vollständige Taping:
Diese Konstruktion darf nie zu straff angelegt werden. Bei jedem zirkulären Taping besteht das Risiko einer Stauung.

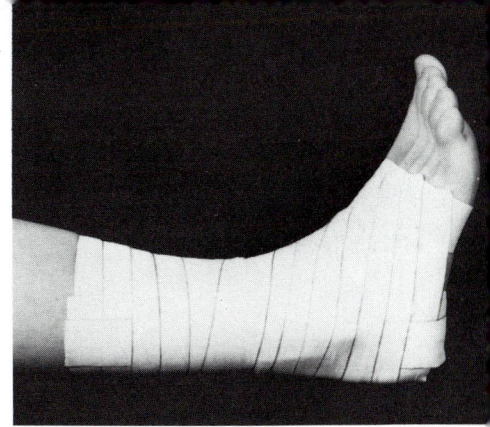

Instabilität des Calcaneus

Funktion:	Stabilisation des Calcaneus.
Ausgangsstellung:	Der Fuß soll in Neutralstellung gehalten werden.
Materialien:	2 cm oder 3,8 cm breites Tape.

Ein Anker wird etwa 20 cm oberhalb der beiden Malleoli am Unterschenkel angelegt. Dieser darf nicht zirkulär angelegt werden und soll an der Hinterseite geöffnet sein. Der erste Tapestreifen wird als Steigbügel von der medialen Seite des Ankers unter der Fußsohle zur lateralen Seite des Ankers angelegt.

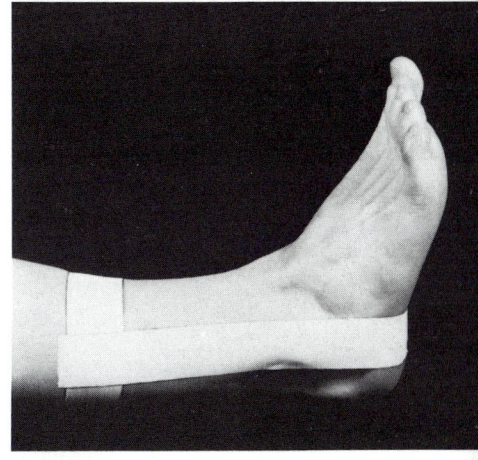

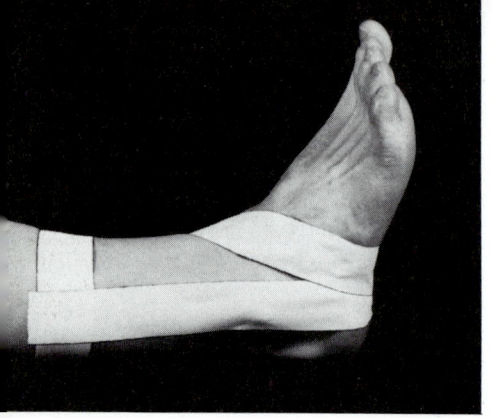

Der zweite Tapestreifen verläuft halb überlappend über den ersten Streifen von der medialen Seite des Ankers nach distal und überquert die Fußsohle. Dann führt er vom lateralen Fußrand schräg über die Gelenkachse des oberen Sprunggelenkes zur medialen Seite des Unterschenkels. Er endet etwa 10 cm oberhalb des Innenknöchels.

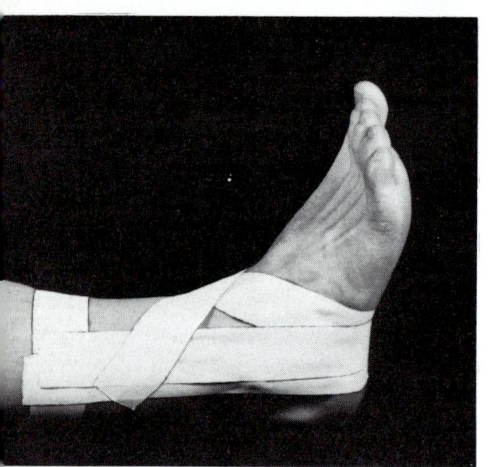

Der dritte Tapestreifen läuft halb überlappend über den ersten Streifen, doch jetzt von der lateralen Seite des Ankers nach distal und überquert die Fußsohle. Vom medialen Fußrand verläuft er schräg über die Gelenkachse des oberen Sprunggelenkes nach der lateralen Seite. Er endet etwa 10 cm oberhalb des Außenknöchels.

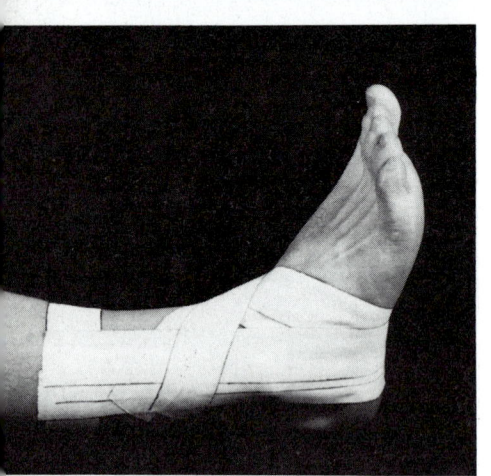

Die nächsten Tapestreifen werden in gleicher Art und Weise halb überlappend über den zweiten und dritten Fixationsstreifen angelegt.

Schließlich werden die Tapestreifen mit einem Fixationsstreifen festgehalten, der den Anker halb überlappt.

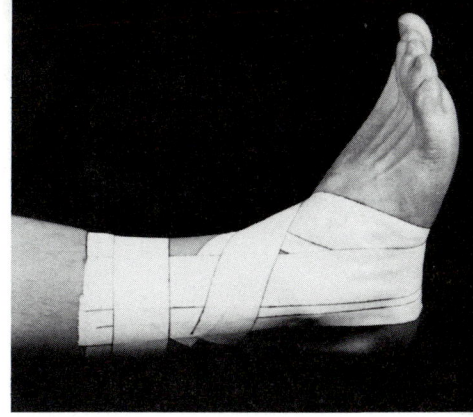

Instabilität des Calcaneus

Funktion: Stabilisation des Calcaneus.
Ausgangsstellung: Der Fuß soll in Neutralstellung gehalten werden.
Materialien: 2 cm oder 3,8 cm breites Tape.

Es wird ein Anker angelegt etwa 20 cm oberhalb der beiden Malleoli am Unterschenkel. Dieser soll nicht zirkulär angelegt werden und an der Hinterseite geöffnet sein. Mit Schaumstoff kann man die Extensorensehnen an der ventralen Seite des Sprunggelenkes schützen.

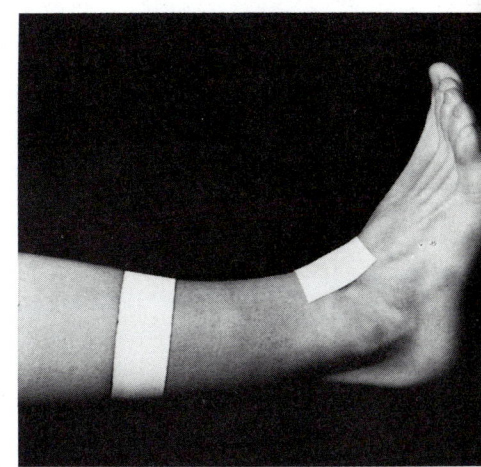

Der erste Tapestreifen läuft von der medialen Seite des Ankers senkrecht zur Fußsohle, überquert die Fußsohle und verläuft vom lateralen Fußrand schräg über die Achse des Sprunggelenkes nach der medialen Seite des Unterschenkels. Er endet etwa 10 cm oberhalb des Innenknöchels.

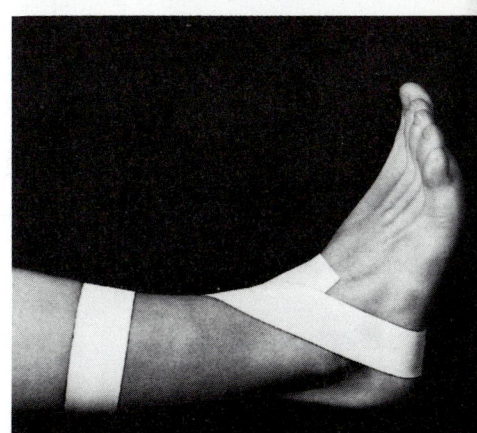

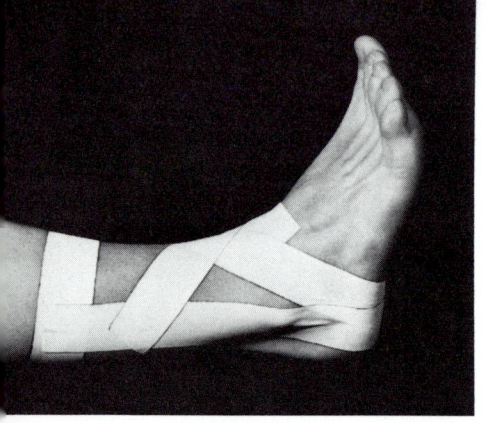

Der zweite Tapestreifen verläuft von der lateralen Seite des Ankers senkrecht zur Fußsohle, überquert die Fußsohle und läuft vom medialen Rand des Fußes schräg über die Gelenkachse des Sprunggelenkes nach der lateralen Seite des Unterschenkels. Er endet etwa 10 cm oberhalb des Außenknöchels. Die zwei Tapestreifen kreuzen sich in Höhe des Gelenkspaltes des oberen Sprunggelenkes.

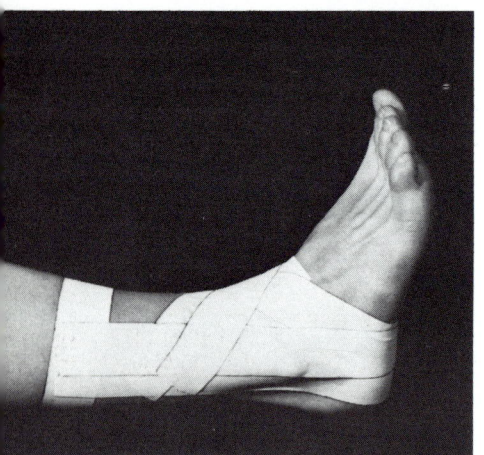

Genauso wie der erste und zweite Tapestreifen werden dritte und vierte angelegt. Diese Streifen sollen den ersten und zweiten halb überlappen.

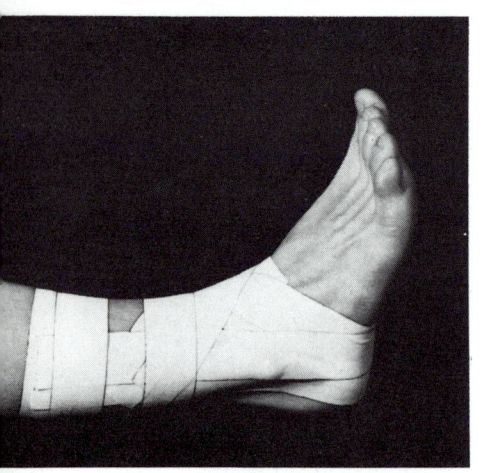

Schließlich wird mit einem Fixationsstreifen, der den Anker halb überlappt, und einem Fixationsstreifen etwa 5 cm distal davon die Anordnung fixiert.

Instabilität im unteren Sprunggelenk

Funktion: Stabilisation des Calcaneus.

Ausgangsstellung: Der Calcaneus soll in Sagittal- und Transversalebene in Neutralstellung gehalten werden.

Materialien: 3,8 cm breites Tape (evtl. 2 cm breites Tape), Filz- oder Schaumstoffpolster.

Zuerst werden Schaumstoffpolster auf die Achillessehne und die Extensorensehnen gelegt. Man fängt an der medialen Seite des Unterschenkels an, ungefähr 10 cm oberhalb des medialen Malleolus. Von dort aus geht man an der vorderen Seite des Unterschenkels schräg nach lateral-distal. Der Außenknöchel wird hierbei zur Hälfte bedeckt. Dann zieht man über die Achillessehne schräg nach distal zur medialen Seite des Calcaneus und über die Fußsohle zur lateralen Seite des Fußes. Das Tape soll proximal der Basis des Metatarsale V liegen.

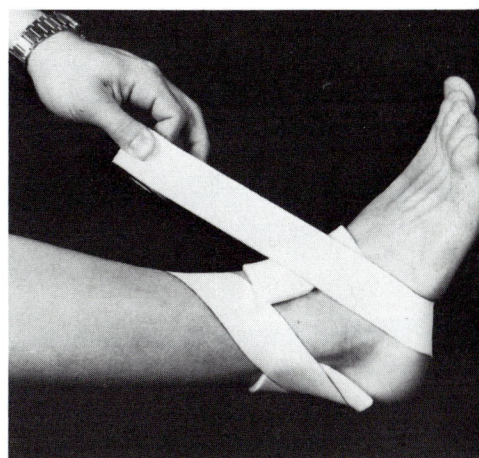

Schließlich geht es vom lateralen Fußrand schräg über den Fußrücken zur Innenseite des Unterschenkels bis etwa 5 cm oberhalb des medialen Malleolus.

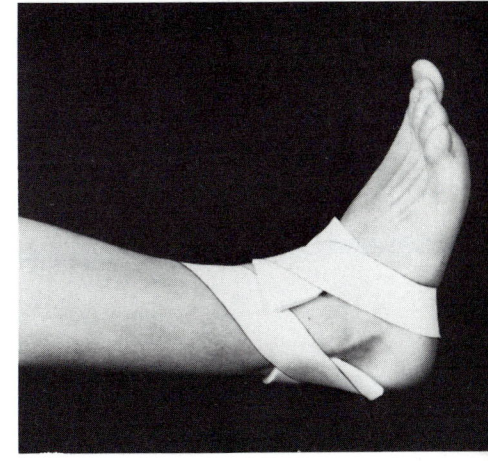

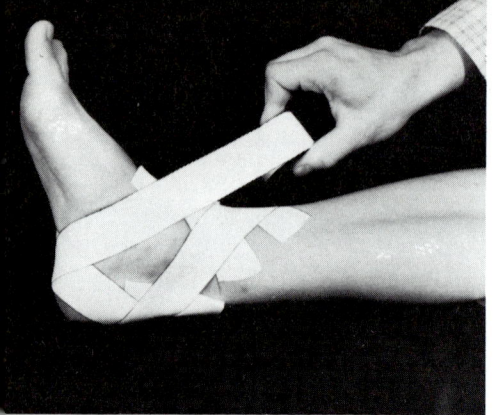

Spiegelbildlich wird jetzt ein weiteres Tape gelegt. Dieses beginnt etwa 10 cm oberhalb des lateralen Malleolus und endet etwa 5 cm oberhalb davon.

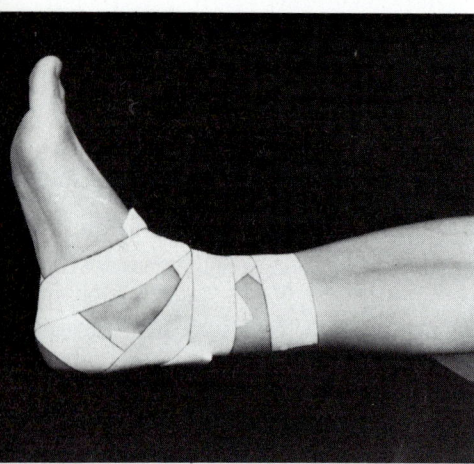

Die hier gezeigte Tapekonstruktion fixiert sich selbst, Anker sind deshalb nicht notwendig. Evtl. kann man jedoch mit 2 Fixationsstreifen die Haltbarkeit erhöhen.

Instabilität im unteren Sprunggelenk

Funktion: »Heel lock«
Stabilisation des Calcaneus.
Ausgangsstellung: Der Fuß soll in Neutralstellung gehalten werden.
Materialien: 3,8 cm breites Tape,
Filz- oder Schaumstoffpolster.

Auch beim sogenannten »Heel lock« sind Anker nicht notwendig, die Streifen fixieren sich selbst.
Man beginnt etwa 10 cm oberhalb des lateralen Malleolus, geht von dort aus über die Vorderseite des Unterschenkels schräg zum medialen Malleolus und dann um die Achillessehne zum lateralen Fußrand, vom lateralen Fußrand zur medialen Seite.

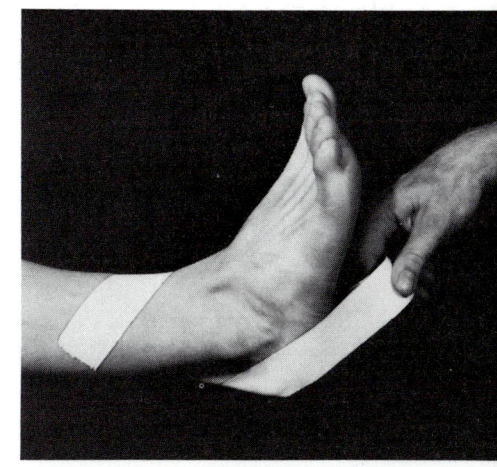

Von dort aus verläuft das Tape knapp distal des medialen Malleolus über den Gelenkspalt des oberen Sprunggelenkes zum lateralen Malleolus. Dieser soll halb bedeckt werden.

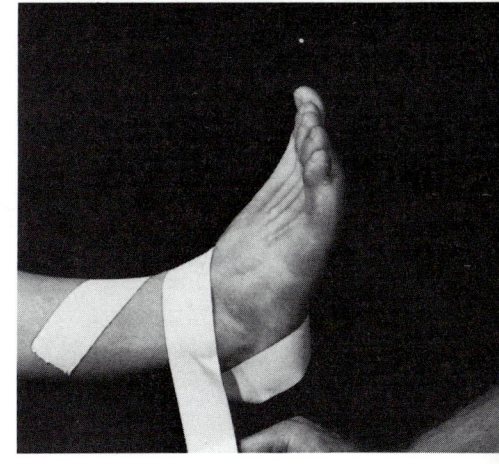

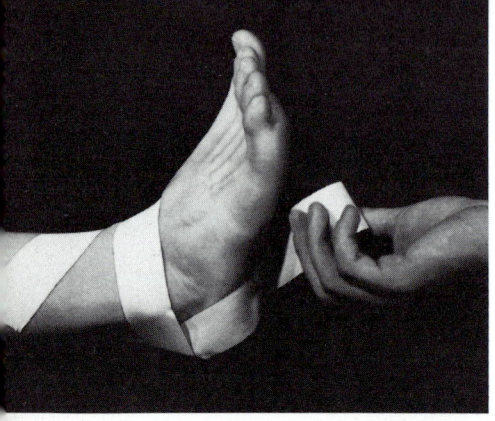

Über den lateralen Malleolus verläuft das Tape um die Achillessehne schräg nach distal zum medialen Fußrand. Dann unter der Fußsohle durch zum lateralen Fußrand.

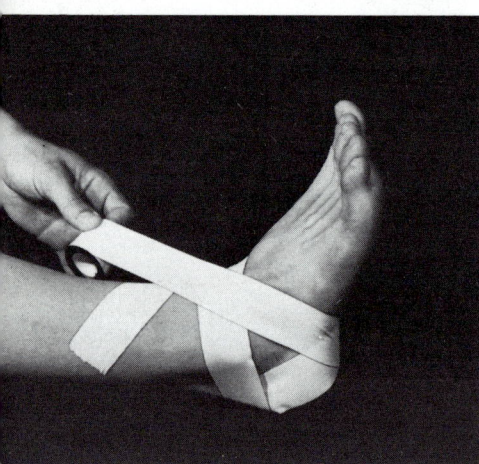

Von knapp proximal der Basis des V. Mittelfußknochens läuft das Tape über den Fußrükken zur medialen Seite des Unterschenkels. Das Tape endet etwa 10 cm oberhalb des medialen Malleolus.

Achtung: Auch hier dürfen die Schaumstoffpolster über der Achillessehne und über den Extensorensehnen nicht ausgelassen werden.

Insuffizienz oder Verletzungen des Fußlängsgewölbes

Funktion: Unterstützung des Fußlängsgewölbes.
Ausgangsstellung: Bei leichter Spitzfußstellung soll das Längsgewölbe passiv aufgerichtet werden.
Materialien: 3,8 cm breites Tape
(evtl. 2 cm breites Tape).

Man legt den ersten Anker knapp proximal der Zehenballen. Der Anker soll am Fußrücken offen bleiben.

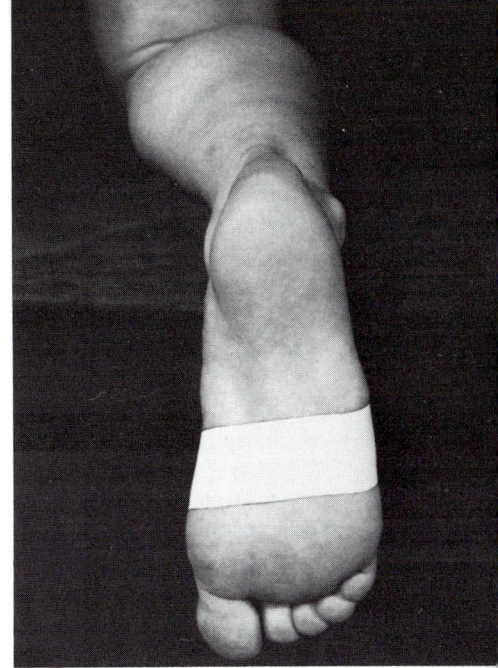

Der erste Tapestreifen beginnt an der medialen Seite des Fußes, verläuft über den medialen Fußrand nach dorsal, um den Calcaneus nach lateral, dann schräg unter der Fußsohle zurück nach medial.

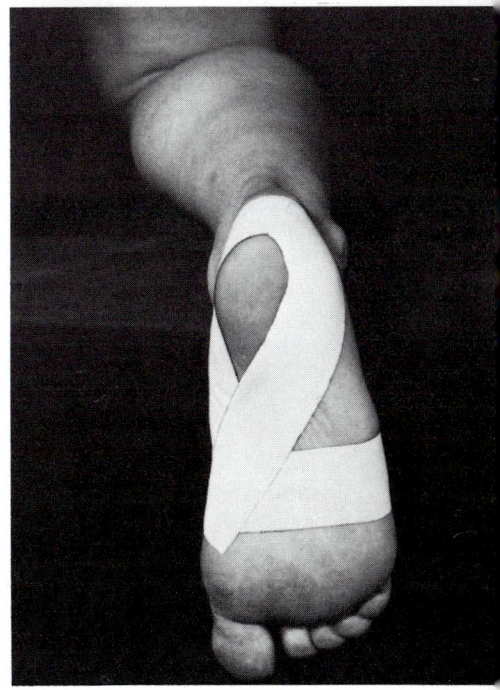

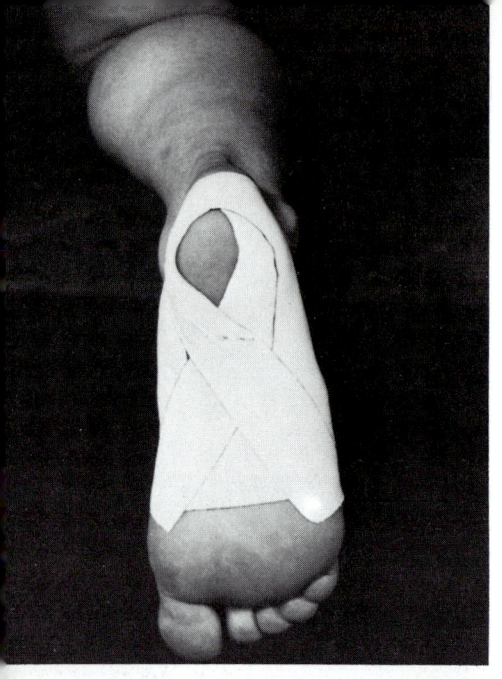

Der zweite Tapestreifen wird in gleicher Weise angelegt, beginnt jedoch an der lateralen Seite.

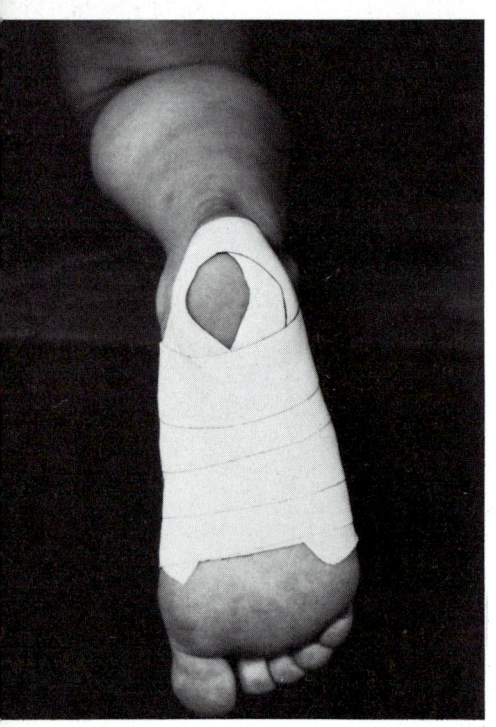

Schließlich werden die zwei Tapestreifen durch einen anderen halb überlappenden Fixationsstreifen bedeckt. Dabei beginnt man parallel zum Anker, den man halb überdeckt.
Der Calcaneus wird freigelassen.

Hallux valgus

Funktion: Korrektur der Großzehenfehlstellung.
Ausgangsstellung: Der Fuß soll in Neutralstellung gehalten werden. Die Großze-
                      henfehlstellung soll passiv korrigiert werden.
Materialien: 2 cm breites Tape.

Der erste Tapestreifen beginnt an der Innenseite des Großzehenendgliedes. Er reicht bis
zur Basis des Metatarsale I. Der Streifen wird
unter Zug angelegt, so daß die Stellung der
Großzehe korrigiert wird.

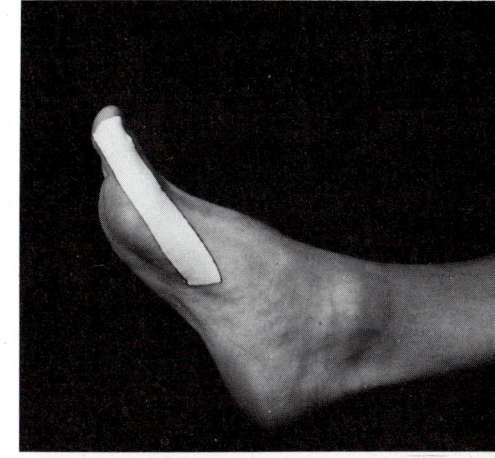

Quer über dem Großzehengrundgelenk wird
nun ein Streifen angebracht. Parallel dazu
werden weitere Streifen halb überlappend bis
zur Schaftmitte des Metatarsale I gelegt.
Manchmal kann schon mit diesen Streifen
eine ausreichende Korrektur der Großzehenfehlstellung erreicht werden.

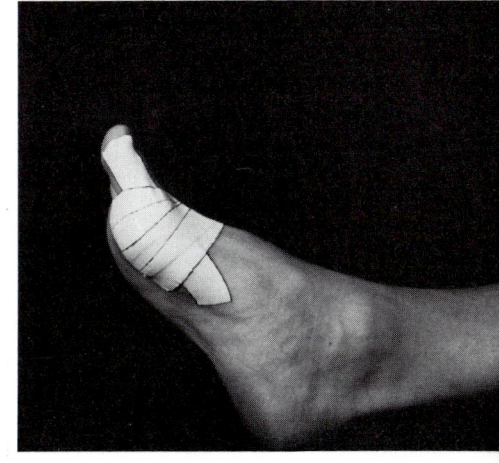

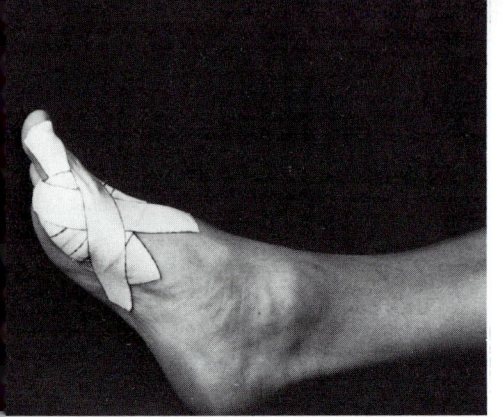

Wenn eine stärkere Korrektur erforderlich ist, muß ein weiterer Streifen von der Lateralseite der großen Zehe über den Großzehenballen am medialen Fußrücken gelegt werden. Ein zweiter Streifen verläuft dann von der Medialseite der Großzehe dorsal über das Grundgelenk zur medialen Fußsohle. Dieser Streifen kreuzt den vorher angelegten Streifen.

Parallel zu diesen beiden Streifen können halb überlappend proximalwärts weitere Streifen gelegt werden.

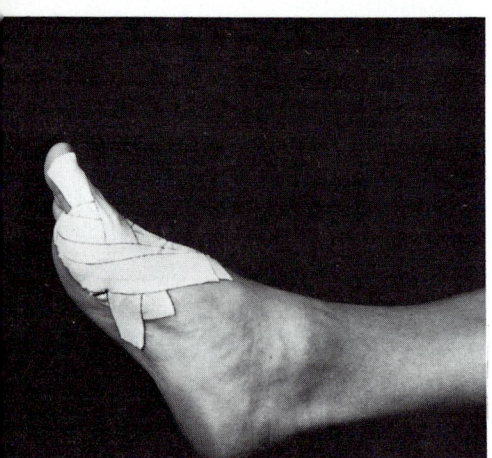

Verletzungen der Achillessehne

Funktion: Einschränkung der Dorsalextension des Fußes.
Ausgangsstellung: Der Fuß soll in der Stellung gehalten werden, wo Schmerzfreiheit eingetreten ist.
Materialien: 3,8 cm breites Tape,
                   Schaumstoff.

Ein Anker wird ungefähr 20 cm oberhalb der beiden Malleoli am Unterschenkel angelegt. Dieser soll nicht zirkulär, sondern an der Vorderseite geöffnet sein. Der zweite Anker wird an der Fußsohle angelegt. Er verläuft etwas proximal der Mittelfußköpfchen und ist am Fußrücken offen.

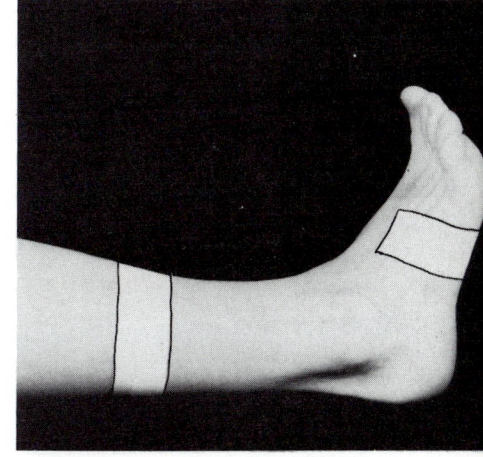

Der erste Tapestreifen verläuft vom distalen Anker über die Ferse und die Achillessehne zur Dorsalseite des proximalen Ankers. Die Achillessehne wird mit Schaumstoff gepolstert.

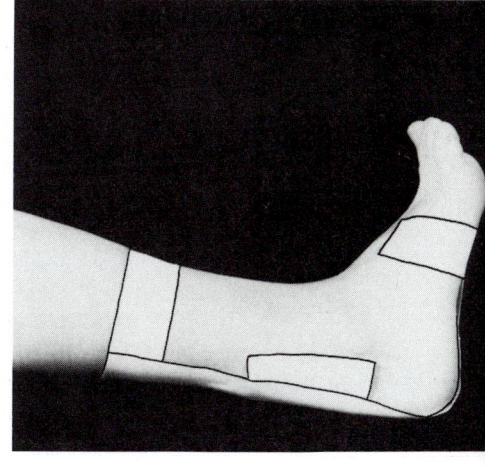

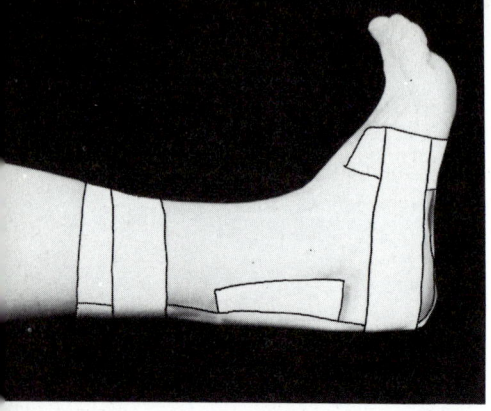

Dann wird ein Fixationsstreifen angelegt, der den Anker am Unterschenkel halb überlappt. Der nächste Tapestreifen läuft von der lateralen Seite des am Fuß gelegenen Ankers über den lateralen Fußrand zur Innenseite dieses Ankers.

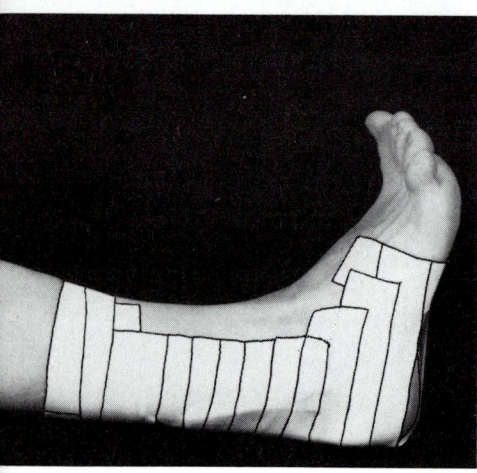

In gleicher Art und Weise werden halb überlappend von distal nach proximal weitere Tapestreifen angelegt. Diese Streifen müssen an der vorderen Seite geöffnet sein und dürfen die Extensorensehnen nicht überkreuzen.

Dies ist eine sogenannte offene Technik. Geschlossene Techniken dürfen nur als Kompressionstape angewendet werden.

Verletzungen der Wadenmuskulatur
Verletzungen der Achillessehne

Funktion: Einschränkung der Dorsalextension des Fußes. Entlastung der Achillessehne.

Ausgangsstellung: Der Fuß soll soweit in Spitzfußstellung gehalten werden, bis Schmerzfreiheit eingetreten ist.

Materialien: 3,8 cm breites Tape. Schaumstoff zum Schutz der Achillessehne.

Der distale Anker liegt knapp proximal des Fußquergewölbes und muß am Fußrücken geöffnet sein.

Der zweite Anker wird in Höhe der Tuberositas tibiae um den Unterschenkel angelegt. Er soll an der Vorderseite geöffnet sein. Seitlich der Achillessehne werden zwei Schaumstoffpolster angebracht.

Der Fuß wird in Plantarflexion gehalten. Die verletzten Strukturen werden dadurch entlastet, es sollen keine Schmerzen mehr bestehen.

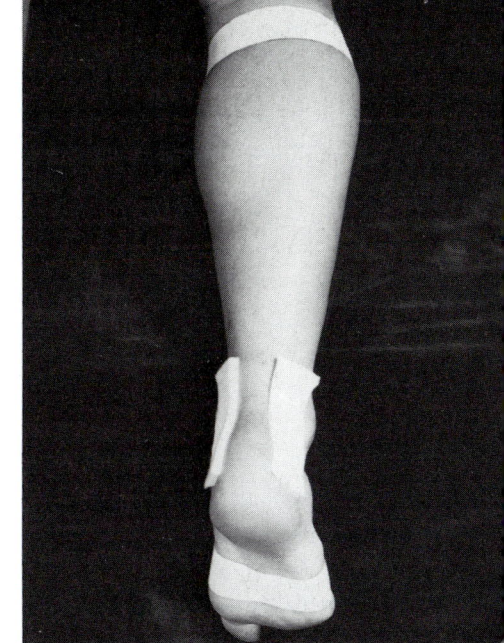

Der erste Tapestreifen verläuft vom distalen Anker über die Ferse und die Achillessehne zum proximalen Anker. Eventuell kann dieser Streifen durch zwei weitere Anker, die die beiden ersten jeweils zur Hälfte überlappen, zusätzlich fixiert werden.

Dieser Fixationsstreifen kann durch einen zweiten Streifen verstärkt werden. Dieser wird direkt auf den ersten Fixationsstreifen geklebt.

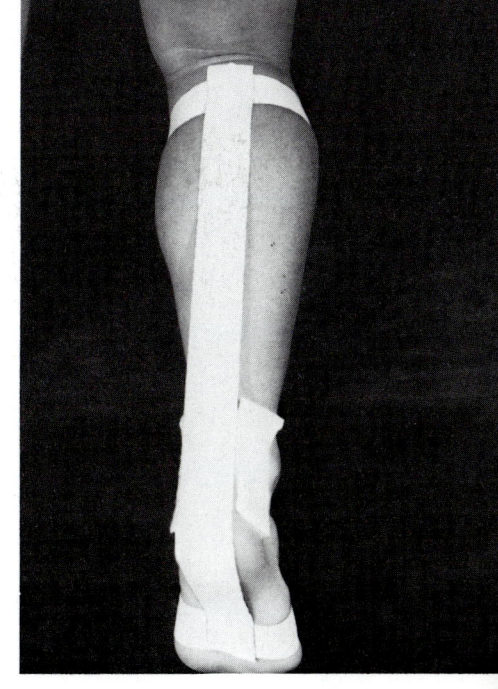

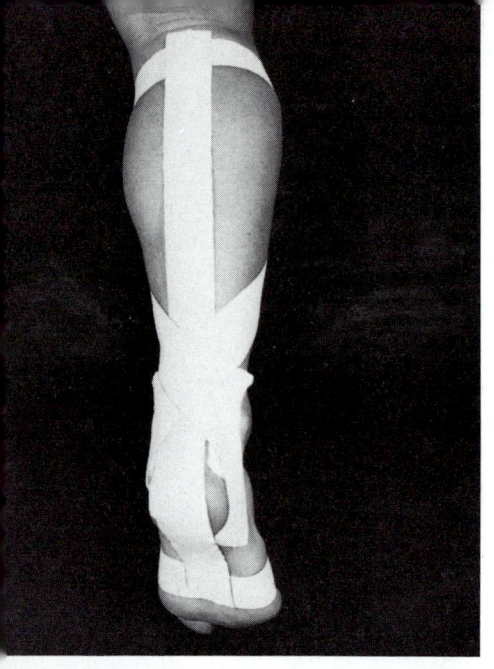

Danach wird ein Tape von distal des medialen Malleolus schräg über die Achillessehne nach lateral proximal des Knöchels gelegt.

Der nächste Streifen wird spiegelbildlich von lateral-distal nach medial-proximal angebracht. Die beiden Streifen kreuzen einander über der Achillessehne. Unter die Ferse kann jetzt eine Unterlage von 4 bis 6 cm Höhe gelegt werden.

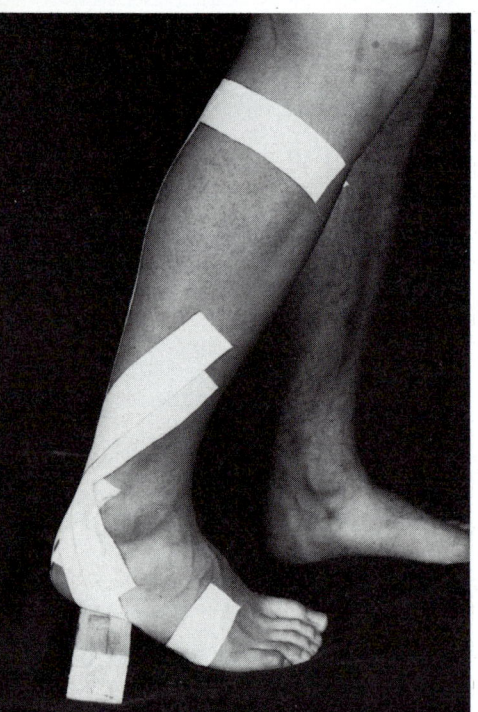

Über die beiden ersten schräg verlaufenden Streifen werden halb überlappend zwei weitere Streifen angelegt.

In dieser Art und Weise wird weiter verfahren, bis man den Muskelbauch des Gastrocnemius erreicht. Die Diagonalstreifen müssen beide Knöchel bedecken um Hautirritationen zu vermeiden.

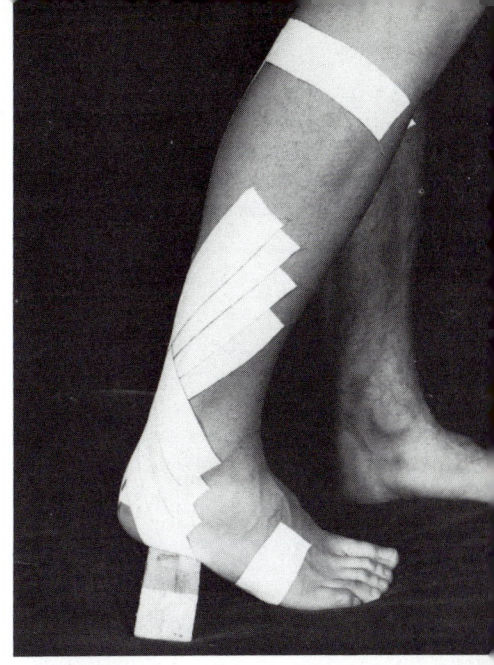

So entsteht an der Dorsalseite des Unterschenkels ein Fischgrätenmuster.

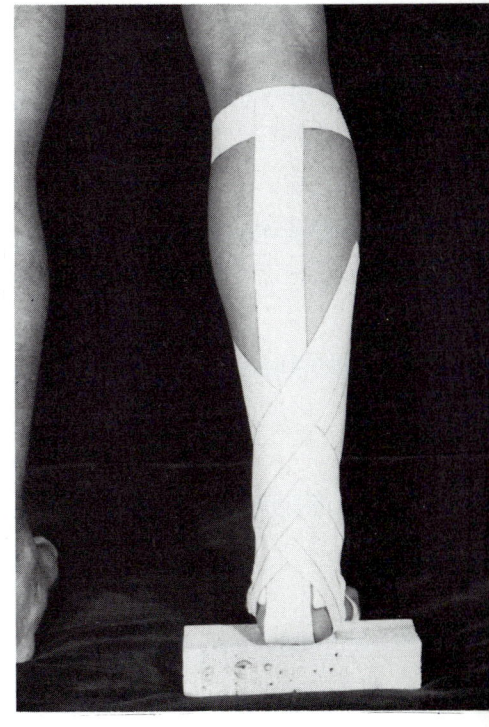

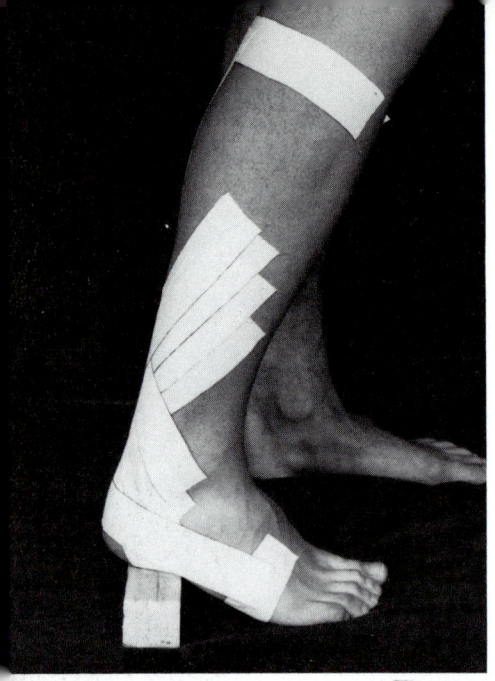

Vom distalen Anker aus wird nun parallel zum lateralen Fußrand über die Ferse zur Medialseite des Ankers getapet (U-förmig).

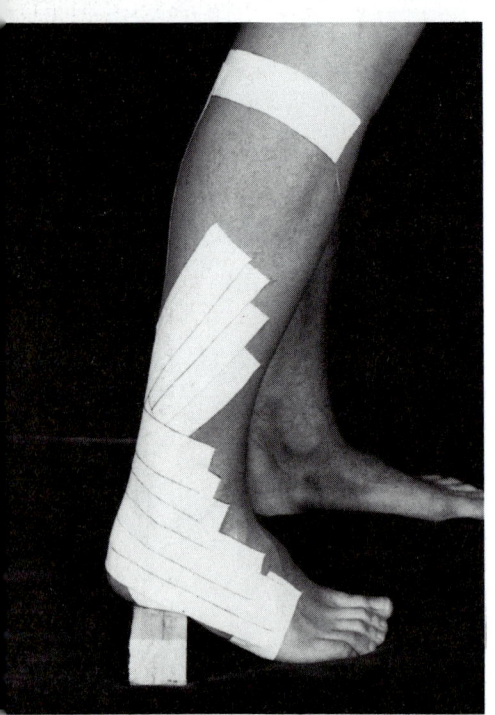

In gleicher Art und Weise werden weitere Streifen parallel und halb überlappend dazu angebracht. Man geht soweit nach proximal, bis das Kreuz des Fischgrätenmusters bedeckt ist. Die beiden Knöchel müssen auch von diesen Streifen wieder vollständig bedeckt werden.

Zerrung der Wadenmuskulatur (Coup de fouet)

Funktion: Unterstützung des Musculus gastrocnemius u. Musculus soleus.

Ausgangsstellung: Dieser Verband wird im Stehen angelegt. Das Kniegelenk soll dabei leicht gebeugt sein. Dies wird erreicht, indem man die Ferse auf einen 4 bis 6 cm hohen Absatz stellt.

Materialien: 3,8 cm breites Tape.

Es werden zwei Anker verwandt. Beide sind an der Rückseite offen. Der erste läuft knapp proximal der Knöchel quer über den Unterschenkel. Der zweite verläuft auf Höhe der Tuberositas tibiae quer über den Unterschenkel.

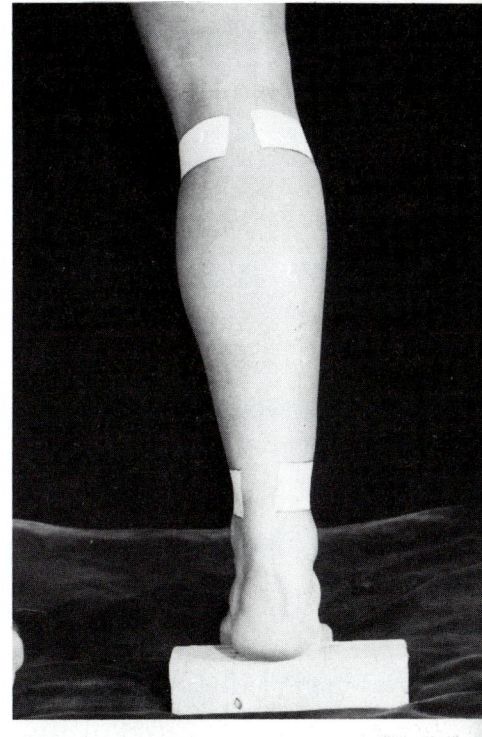

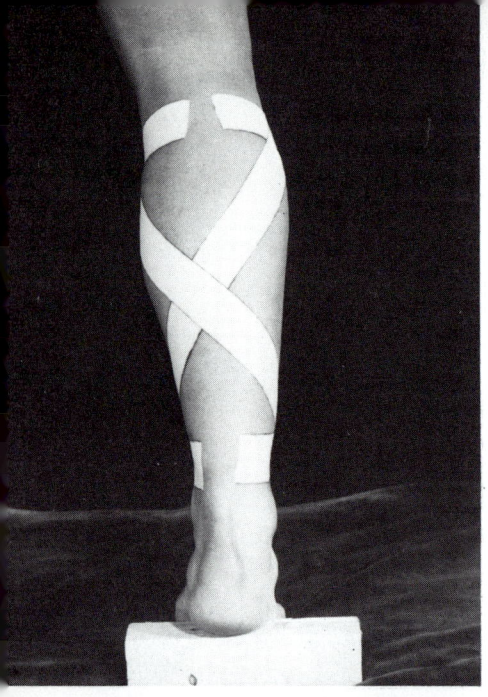

Der erste Tapestreifen wird von der medio-ventralen Seite des distalen Ankers zur latero-ventralen Seite des proximalen Ankers gelegt. Der zweite Tapestreifen von der latero-ventralen Seite des unteren Ankers zur medio-ventralen Seite des oberen Ankers. Die beiden Streifen müssen sich 2½ bis 3 cm distal der Verletzungsstelle überkreuzen.

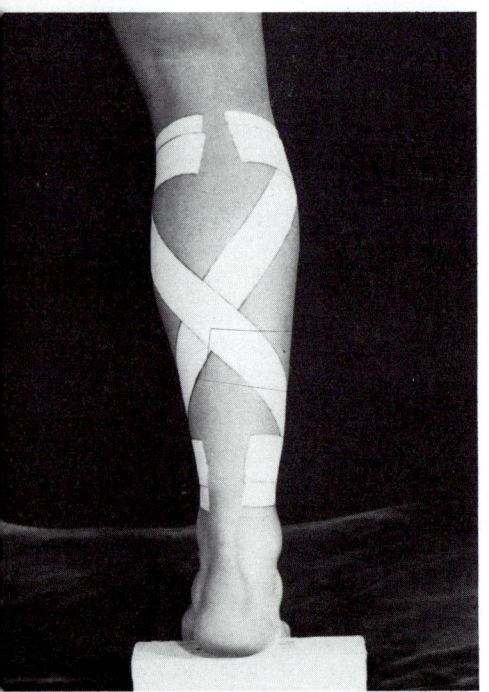

Die ersten Tapestreifen werden durch zwei den Anker halb überlappende Fixationsstreifen gesichert.

Proximalwärts werden weitere zwei Tapestreifen angelegt, die dann jeweils wieder
durch einen zusätzlichen Anker gesichert
werden.
Die am weitesten proximal liegenden Streifen
dürfen die Verletzungsstelle nicht überkreuzen.

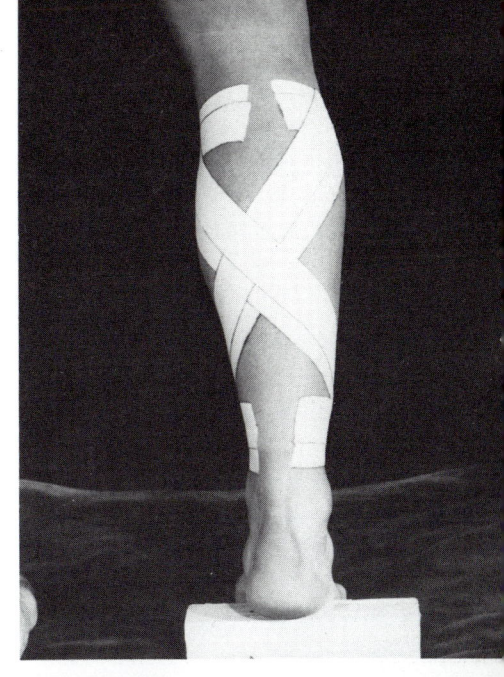

Falls der letzte Tapestreifen doch die Läsion
überkreuzt, kann man diesen auch distal vom
ersten anlegen. Beim Anlegen der Tapestreifen ist unbedingt darauf zu achten, daß gleich-
mäßiger Zug ausgeübt wird, damit alle 6 Fixationsstreifen wirksam sind.

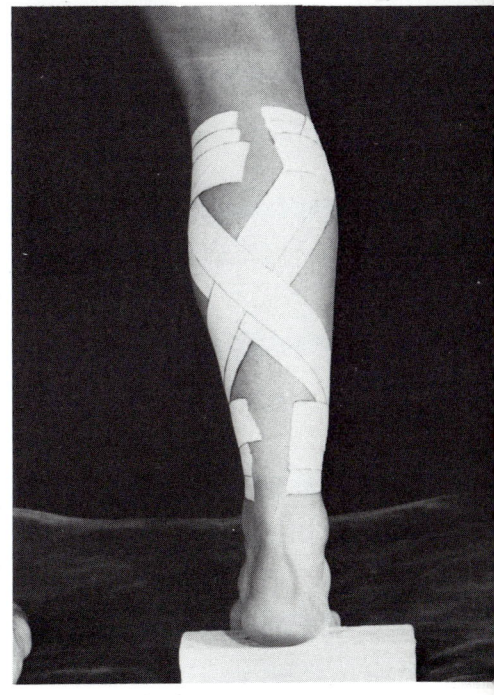

Reizzustände im Ursprungsbereich des Musculus tibialis posterior (»Shin Splints«)

Funktion: Unterstützung des Musculus gastrocnemius, Musculus soleus, Musculus tibialis posterior.

Ausgangsstellung: Der Fuß soll in Neutralstellung gehalten werden, evtl. in leichter Spitzfußstellung.

Materialien: 3,8 cm oder 2 cm breites Tape.

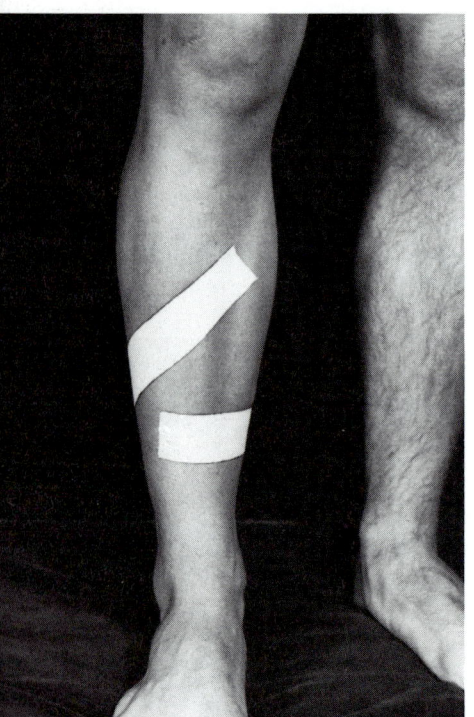

Der erste Streifen beginnt an der vorderen Schienbeinkante im distalen Drittel des Unterschenkels, läuft von dort aus nach innen hinten zur Wade und von dort aus schräg über die Unterschenkelaußenseite und die Schienbeinkante zurück nach innen oben.

Dieser erste Streifen muß über der Sehnenplatte des Musculus gastrocnemius verlaufen.

Der zweite Streifen wird parallel und halb überlappend proximal davon angelegt.

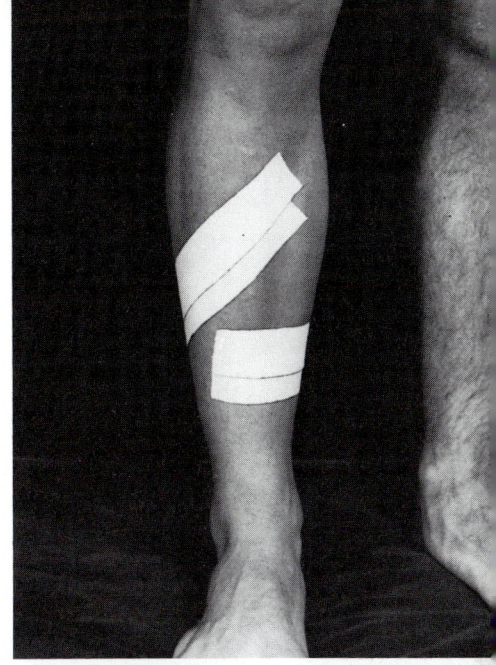

In gleicher Weise werden nach proximal hin weitere Streifen angebracht bis der größte Umfang der Wade erreicht ist. Wenn über die Wölbung der Wadenmuskulatur hinweggetapet wird, kann es zu Zirkulationsstörungen kommen. Sämtliche Streifen müssen gleich straff angelegt werden. Entscheidend ist dabei, daß der größte Zug ausgeübt wird, wenn man schräg nach proximal-medial geht.

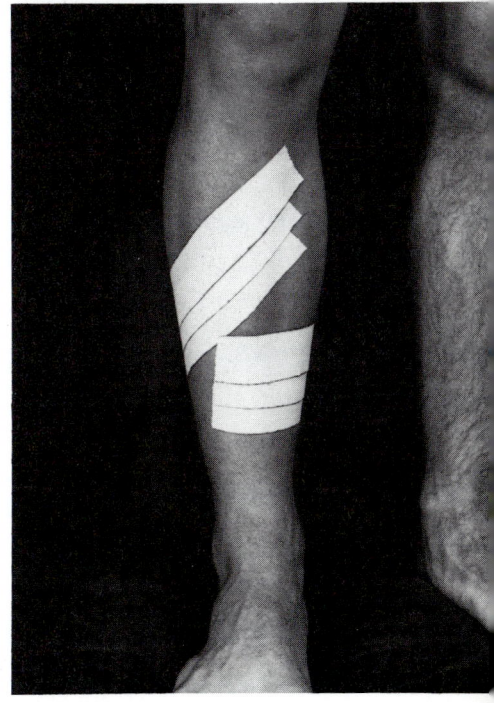

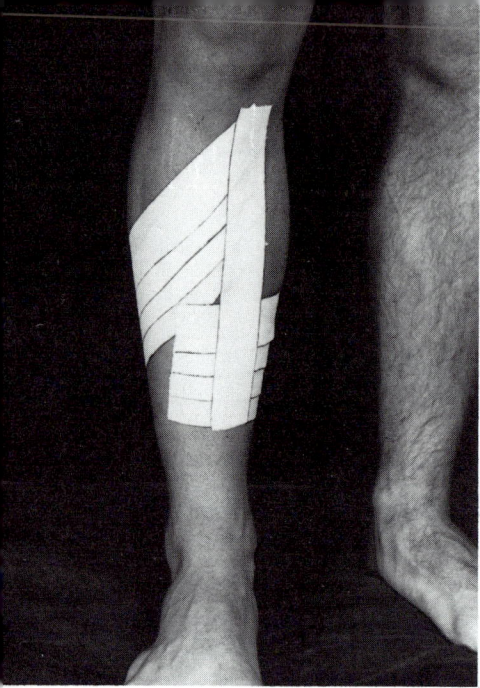

Zum Schluß können die Streifenenden unter-
einander mit einem medial der Schienbeinkante verlaufenden Streifen fixiert werden.

Verletzungen und Reizzustände der Extensorenmuskulatur

Funktion: Entlastung der Extensorenmuskulatur.
Ausgangsstellung: Der Fuß soll in Neutralstellung gehalten werden.
Materialien: 3,8 cm breites Tape.

Als erstes werden zwei an der Dorsalseite offene Anker um den Unterschenkel gelegt, der erste knapp distal des Fibulaköpfchens, der zweite etwa 10 cm proximal der beiden Malleoli.

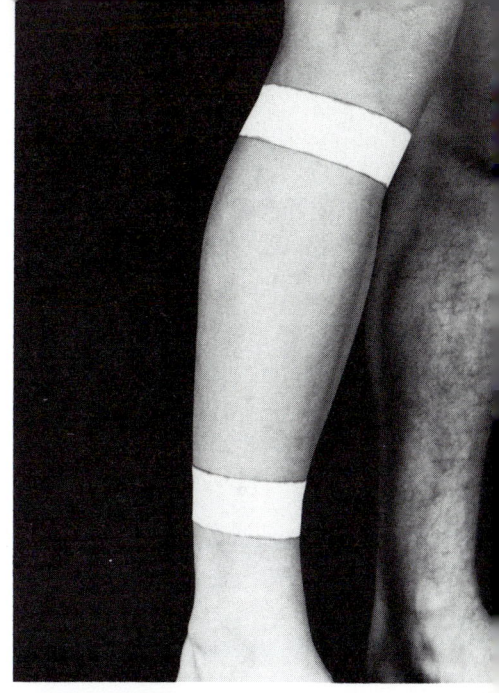

Der erste Tapestreifen verläuft von der Dorso-Lateralseite des ersten Ankers über die distale Fibula schräg nach proximal und endet auf der Medio-Dorsalseite des oberen Ankers.

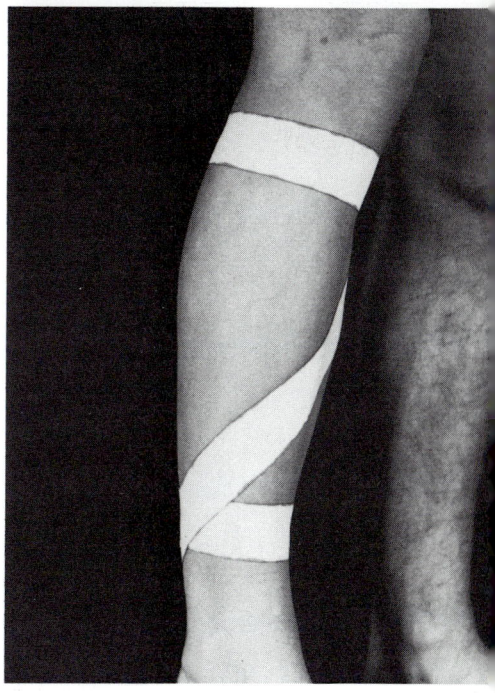

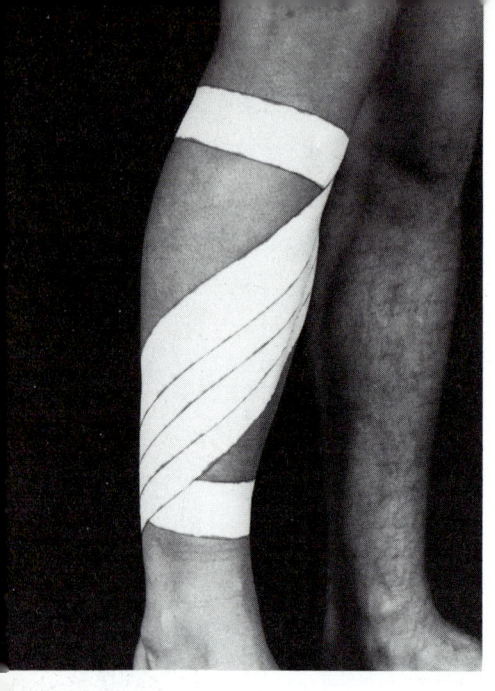

Weitere Tapestreifen werden parallel zum ersten von distal nach proximal halb überlappend angebracht.

Der Ansatz des Tapes am distalen Anker kommt dabei immer mehr nach dorsal zu liegen, am proximalen Anker immer weiter nach ventral.

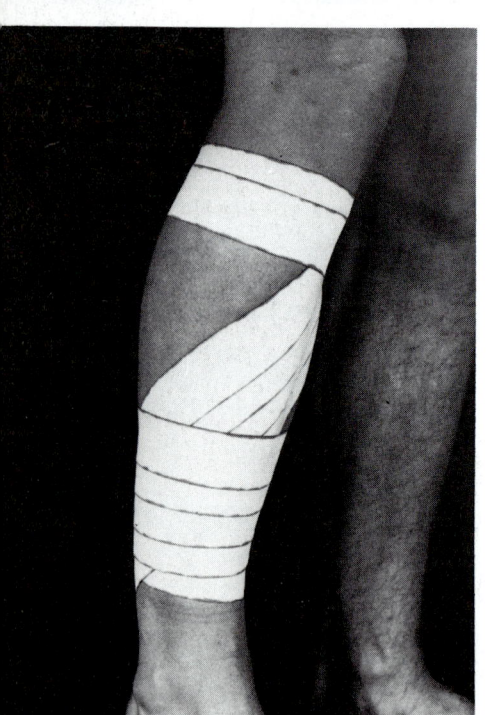

Nun werden quer über die Tapestreifen Fixationsstreifen angelegt. Man beginnt distal, den Anker halb überlappend und geht nach proximal vor, bis zum Ansatz des größten Umfanges des Unterschenkels.

Diese Streifen sind an der Rückseite geöffnet.

Mit einem weiteren querverlaufenden Fixationsstreifen werden die Fixationsstreifen auf dem proximalen Anker gesichert.

Mediale Ansicht.

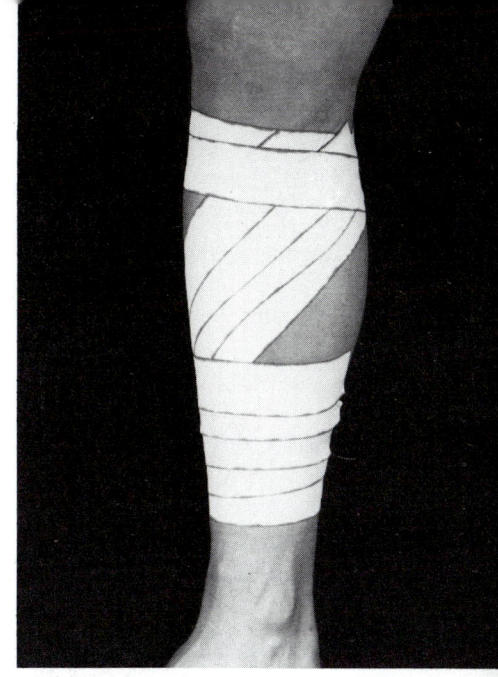

Verletzungen und Reizzustände der Unterschenkelmuskulatur (Shin Splints)

Funktion: Entlastung der Unterschenkelmuskulatur je nach Länge des
                     Tapes.
Ausgangsstellung: Der Fuß soll in Neutralstellung gehalten werden oder in leichter
                     Plantarflexion.
Materialien: 3,8 cm breites Tape.

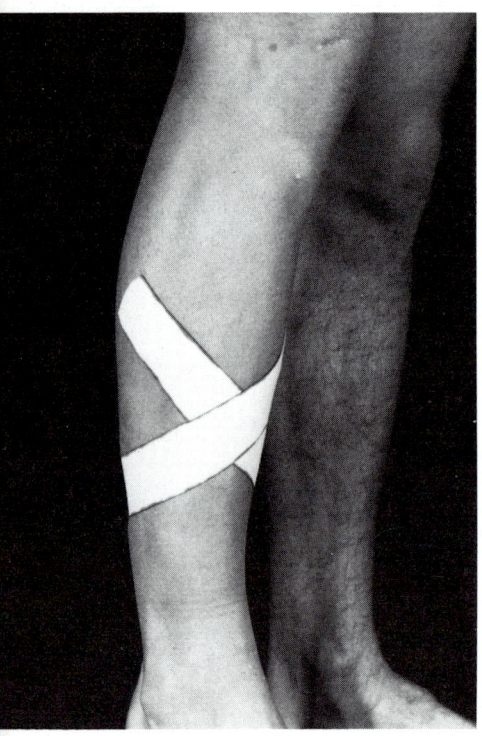

Der erste Fixationsstreifen beginnt an der lateralen Seite des Unterschenkels etwa im mittleren Drittel. Dann verläuft er schräg nach distal, umschlingt die Wade in Höhe der Sehnenplatte des Musculus gastrocnemius und läuft dann schräg nach medio-proximal. Beginn und Ende des Streifens liegen auf gleicher Höhe. Bei diesem Tape kommt das Kreuz über der Extensorengruppe zu liegen. Daher werden die Muskeln der Extensorengruppe am meisten entlastet. Will man andere Muskeln des Unterschenkels entlasten, dann muß das Tape so angelegt werden, daß die jeweils zu entlastende Muskelgruppe überkreuzt wird.

In gleicher Art und Weise werden von distal nach proximal, den vorigen Streifen halb überlappend, weitere Tapestreifen angelegt.

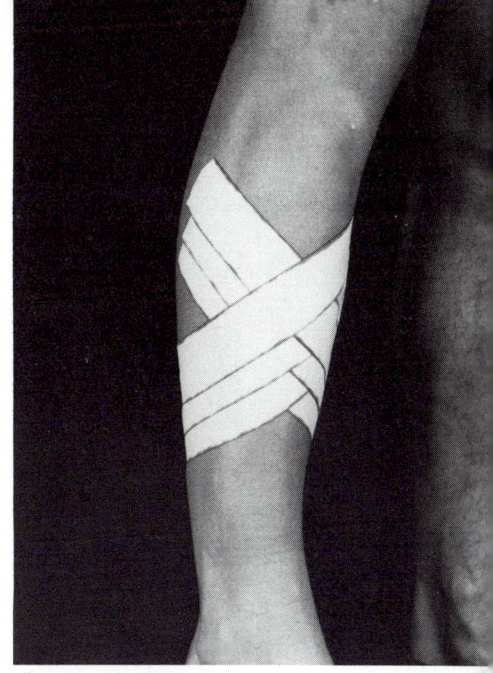

Zum Schluß liegt das Fischgrätenmuster genau über der zu entlastenden Muskelgruppe.

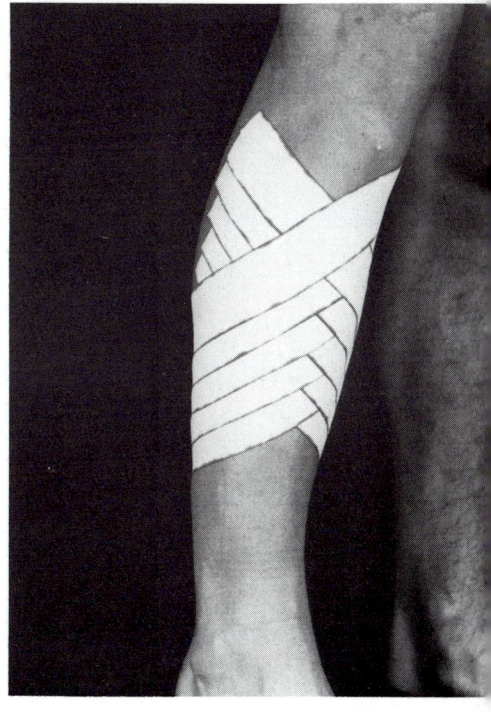

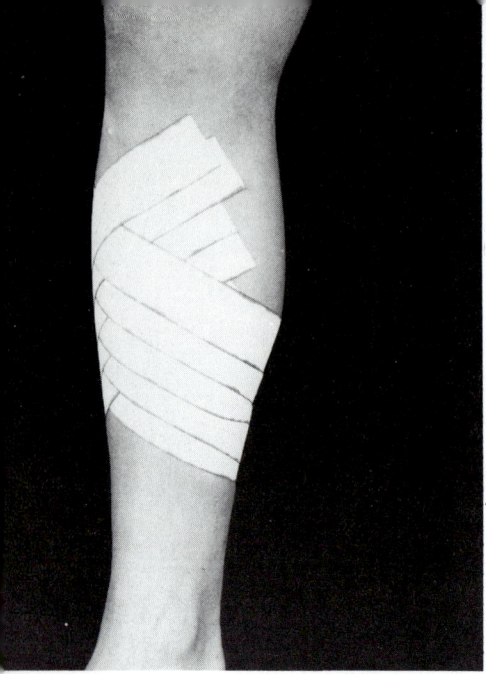

Ansicht von medial.
Um Stauungen zu vermeiden, darf man nicht weiter proximal tapen, als bis zum größten Wadenumfang.

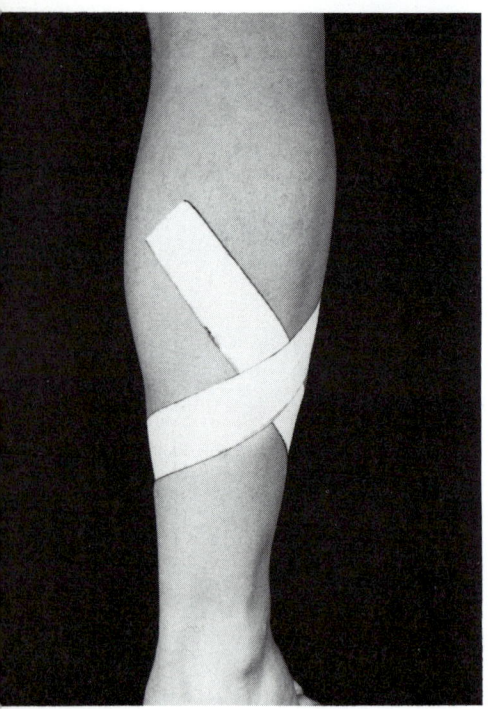

Anwendung derselben Technik am Musculus gastrocnemius (Caput laterale). Der erste Streifen soll an der Sehnenplatte des Musculus gastrocnemius angelegt werden.
(S. auch folgendes Bild)

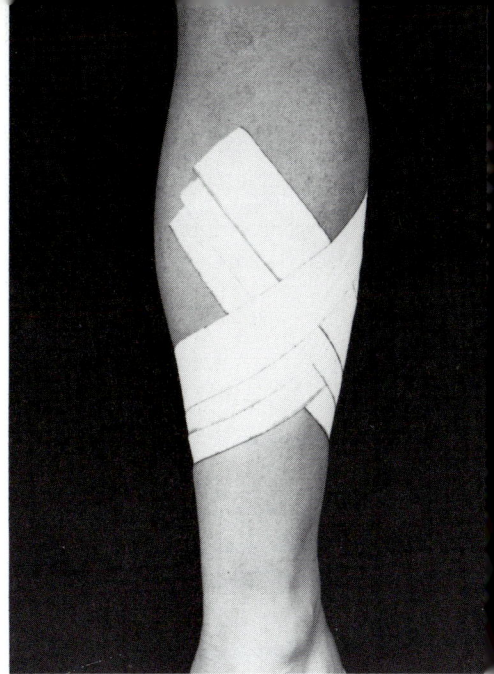

Das weitere Vorgehen entspricht der oben beschriebenen Technik an der Extensoren-gruppe.

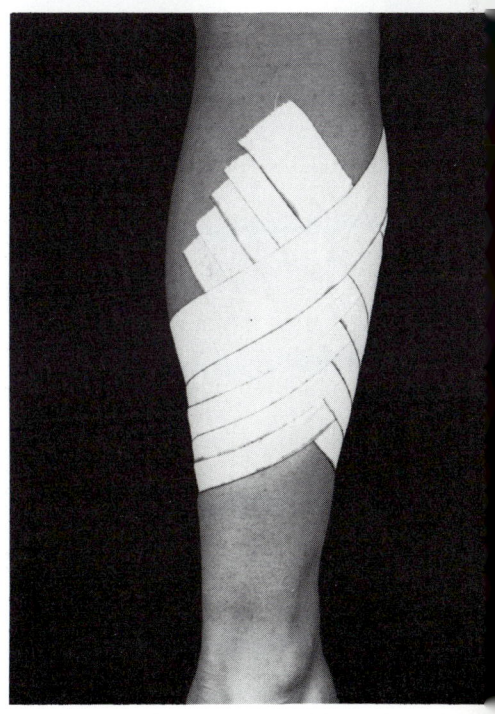

Verletzungen und Reizzustand der Extensorenmuskeln des Unterschenkels

Funktion: Entlastung der oben genannten Muskeln.
Ausgangsstellung: Der Fuß soll in Neutralstellung gehalten werden.
Materialien: 3,8 cm breites Tape.

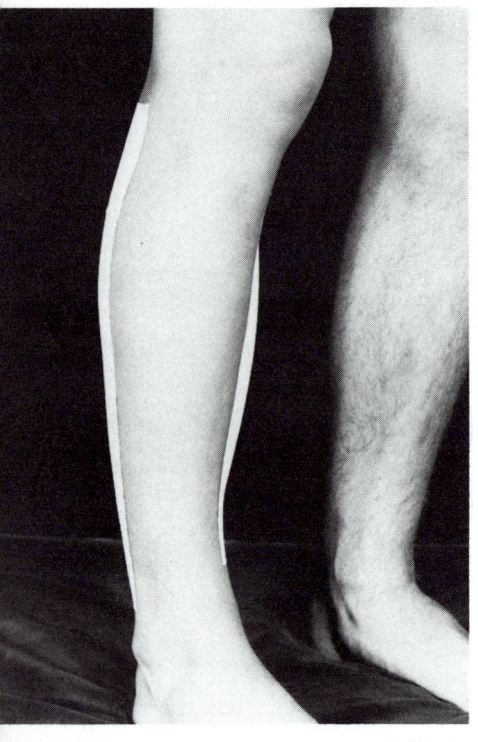

Bei dieser Technik beginnt man mit zwei Ankern. Der erste Anker verläuft von knapp distal des Fibulaköpfchens parallel zur Fibulahinterkante bis knapp proximal des Außenknöchels. Der zweite Anker verläuft vom Innenknöchel senkrecht nach proximal. Er endet in derselben Höhe wie der erste.

Jetzt werden die Tapestreifen in einem Fischgrätenmuster über der Extensorengruppe angelegt. Dabei muß darauf geachtet werden, daß die Streifen von distal nach proximal angelegt werden. Beginn und Ende der Streifen sollen auf den Ankern liegen.

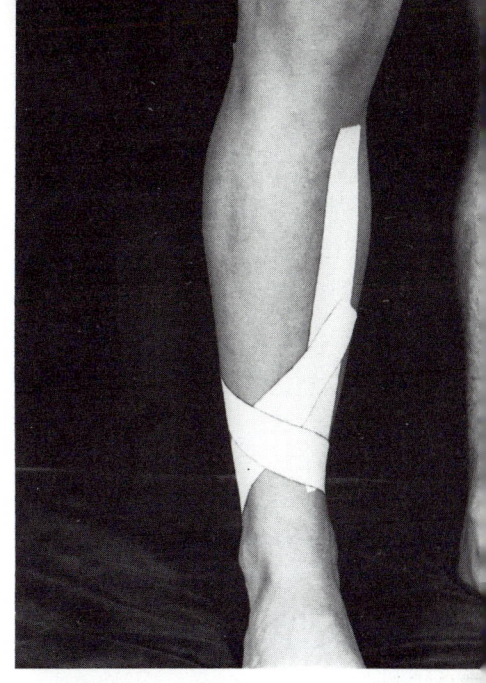

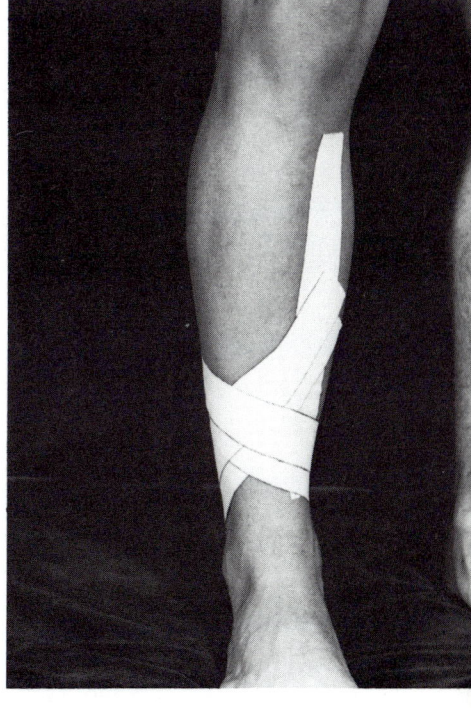

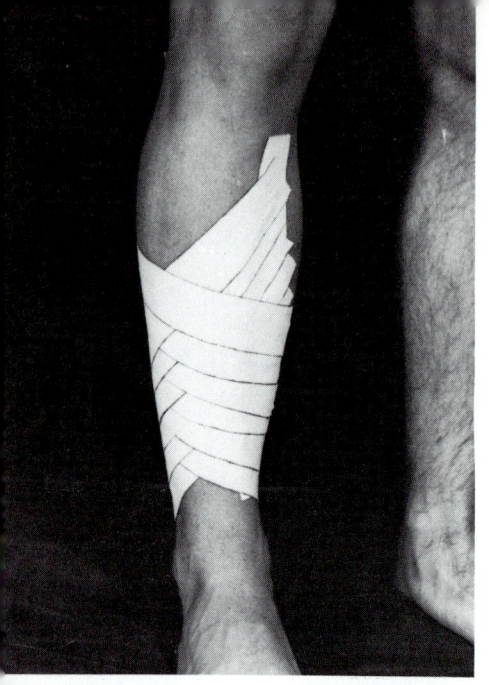

Die weiteren Streifen werden halb überlappend von distal nach proximal angebracht. Der größte Wadenumfang darf nicht überschritten werden.

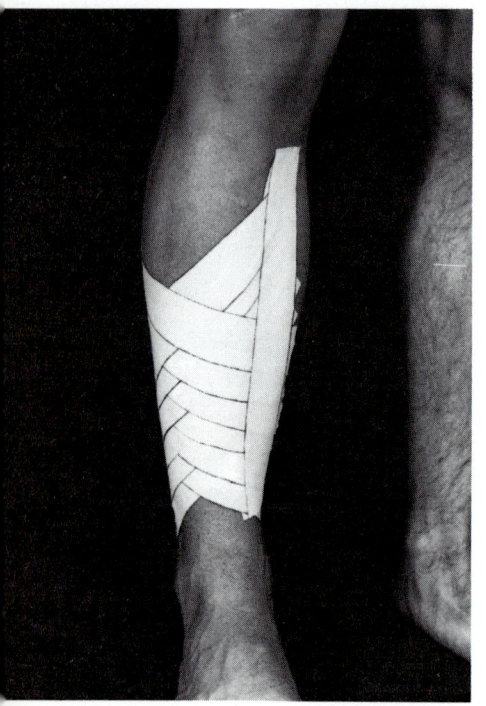

Schließlich werden die Fixationsstreifen mit zwei über den Ankern verlaufenden Tapestreifen gesichert.

Kniegelenk-Oberschenkelmuskulatur

Verletzungen und Reizzustände des Musculus quadriceps

Funktion: Entlastung der Kniestreckmuskulatur.
Ausgangsstellung: Das Tape soll im Stehen und bei gestrecktem Knie angelegt werden.
Materialien: 3,8 cm breites Tape.

Bei dieser Tapetechnik handelt es sich um eine Anwendung des unter S. 71 gezeigten Verbandes am Oberschenkel.

Der erste Anker verläuft an der Außenseite des Oberschenkels und reicht vom lateralen Gelenkspalt des Kniegelenkes bis zum Trochanter major. Der zweite Anker verläuft an der Innenseite des Oberschenkels parallel zum ersten Anker. Er beginnt am inneren Kniegelenkspalt und endet in der Leiste.

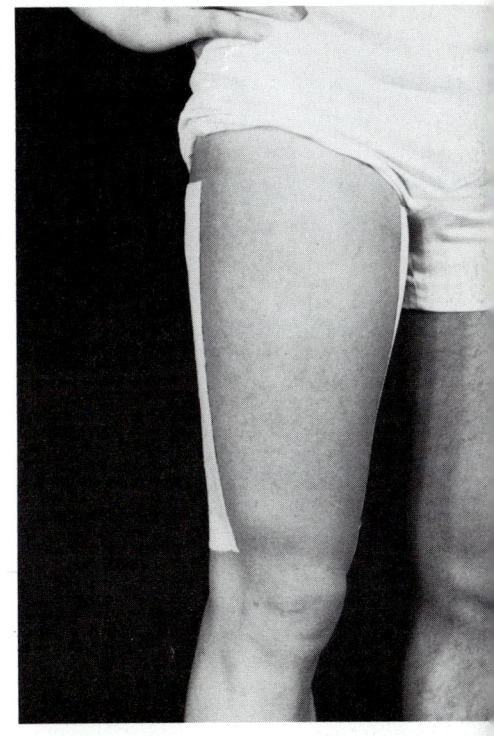

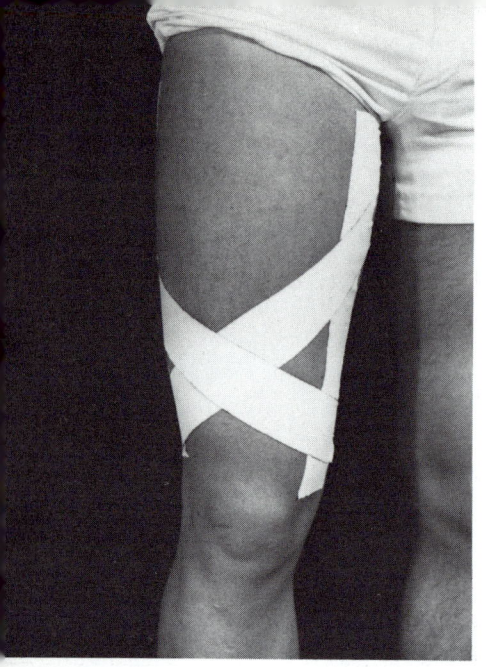

Dann wird ein Fischgrätenmuster angelegt. Das erste Kreuz soll genau über dem Übergang des Quadriceps in seinen sehnigen Ansatz zu liegen kommen.

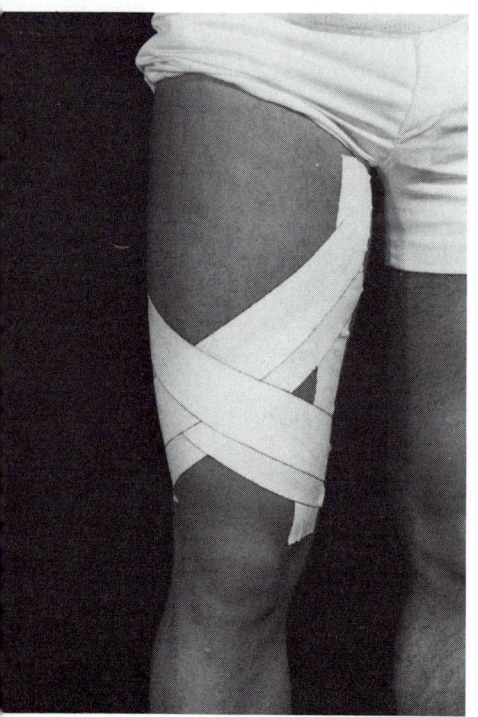

Hier müssen die Tapestreifen jeweils mit dem gleichen Zug angelegt werden. Sie werden von distal nach proximal geführt.

Die Tapestreifen werden soweit nach proximal angelegt, bis die Verletzungsstelle erreicht ist. Zusätzlich empfiehlt sich die Anwendung einer stabilisierenden Bandage. Am besten verwendet man einen Klebeverband, um eine Verschiebung des Tapes zu verhindern.

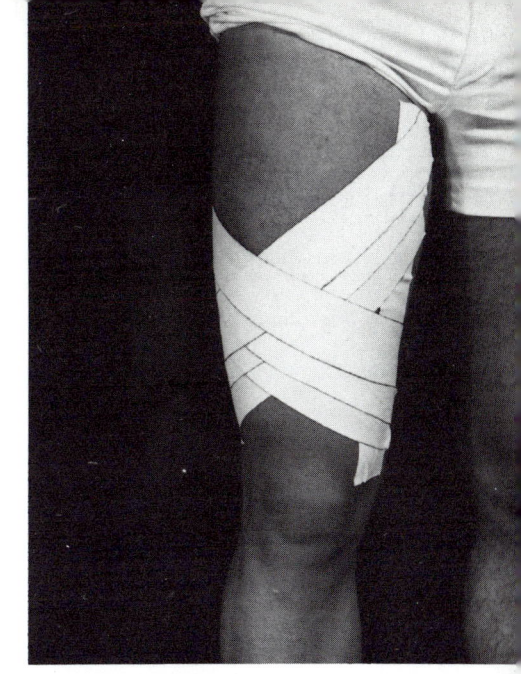

Kniegelenküberstreckbarkeit

Funktion:	Unterstützung und Entlastung des hinteren Kapselbandapparates des Kniegelenkes.
Ausgangsstellung:	Das Tape wird im Stehen angelegt. Das Kniegelenk soll etwa 30 Grad gebeugt sein (Fersenunterlage).
Materialien:	3,8 cm breites Tape, Schaumstoff- oder Filzpolsterung.

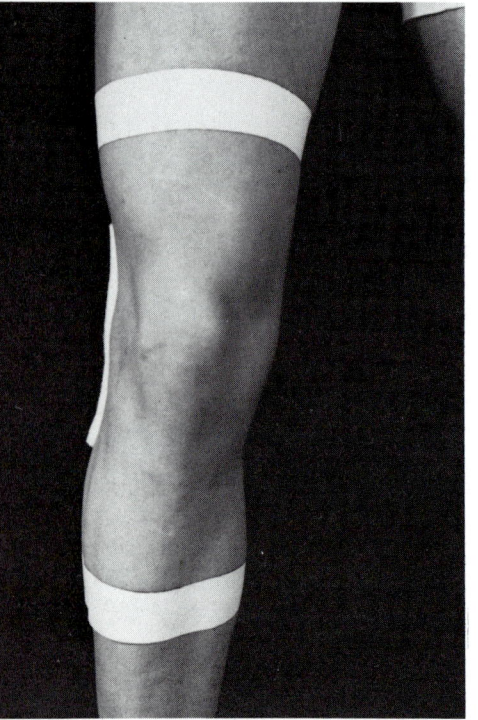

Der erste Anker liegt etwa 20 cm oberhalb des Kniegelenkspaltes am Oberschenkel. Der zweite Anker liegt etwa 20 cm unterhalb des Kniegelenkspaltes am Unterschenkel. Die beiden Anker sollen nicht zirkulär angelegt werden, sondern an der Hinterseite geöffnet sein. Die Kniekehle wird durch ein Schaumstoffpolster geschützt.

Der erste Tapestreifen geht von der Mitte des oberen Ankers spiralförmig nach medio-distal über die Kniekehle zur vorderen Schienbeinkante. Er endet auf dem distalen Anker. Der zweite Tapestreifen geht in gleicher Art und Weise von proximal nach distal. Er verläuft spiegelbildlich zum ersten und überkreuzt diesen in der Kniekehle.

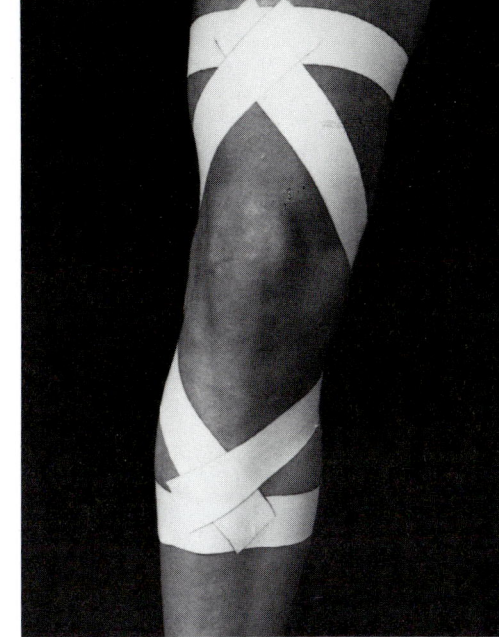

Diese zwei Tapestreifen werden halb überlappend auf dem proximalen und distalen Anker gesichert.

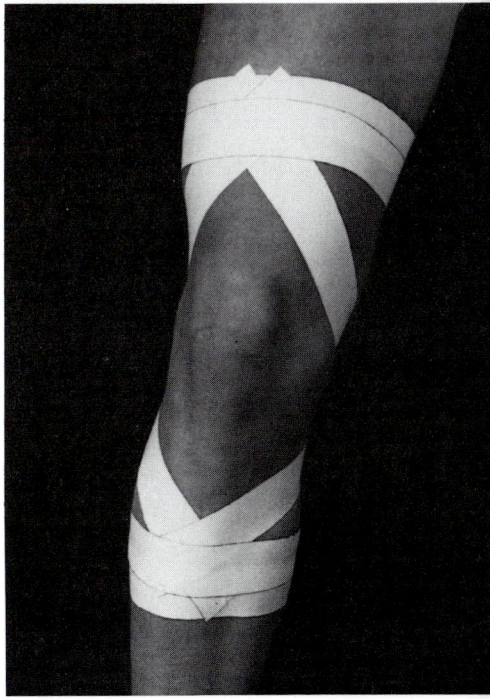

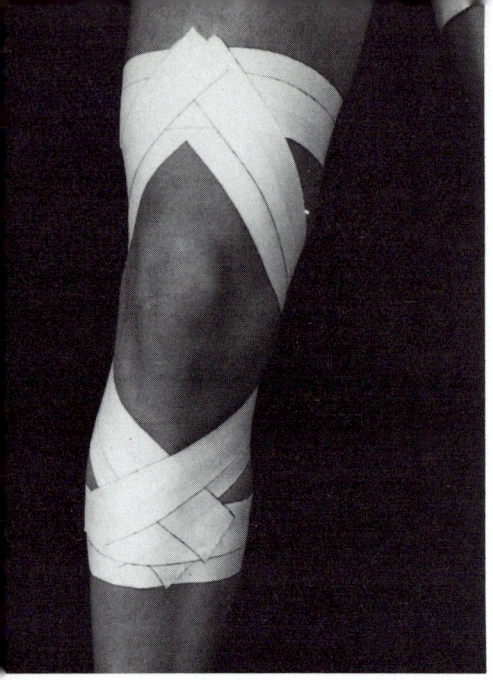

Die nächsten zwei Fixationsstreifen verlaufen halb überlappend über dem ersten.

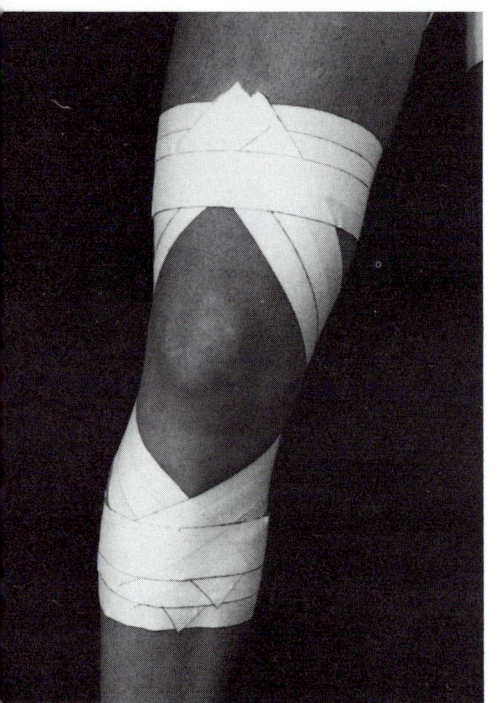

Auch diese Streifen werden wieder mit zwei Streifen auf den Ankern gesichert.

Ansicht von dorsal.
Zur Erlangung einer größtmöglichen Stabilität müssen sich die Tapestreifen auf Höhe des Gelenkspaltes in der Kniekehle kreuzen.

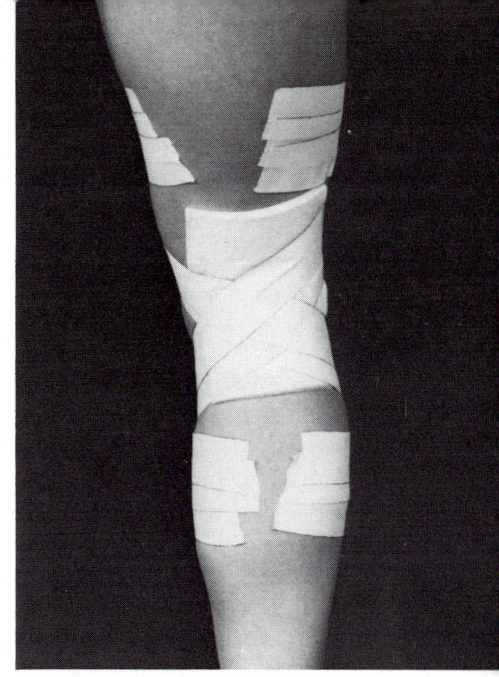

Mediale Instabilität des Kniegelenkes. Laterale Instabilität des Kniegelenkes

Funktion: Unterstützung der Seitenbänder des Kniegelenkes.
Ausgangsstellung: Das Kniegelenk soll 30 Grad gebeugt sein (Fersenunterlage).
Materialien: 3,8 cm breites Tape.

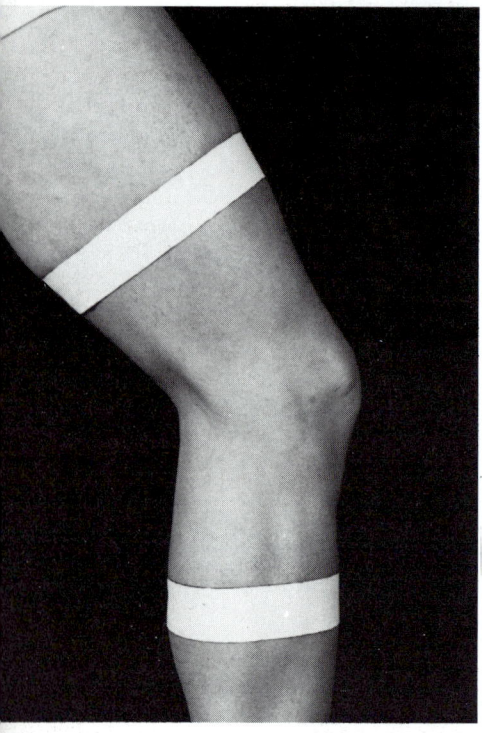

Die Anker dieser Technik werden jeweils 20 cm entfernt vom Gelenkspalt angebracht. Auch hier müssen sie an der Rückseite offen gelassen werden.

Der erste Tapestreifen geht vom distalen Anker senkrecht zum proximalen Anker. Der zweite Tapestreifen geht vom proximalen Anker senkrecht zum distalen Anker. Diese Tapestreifen sollen so angebracht werden, daß die normale Beweglichkeit der Patella gewährleistet bleibt.

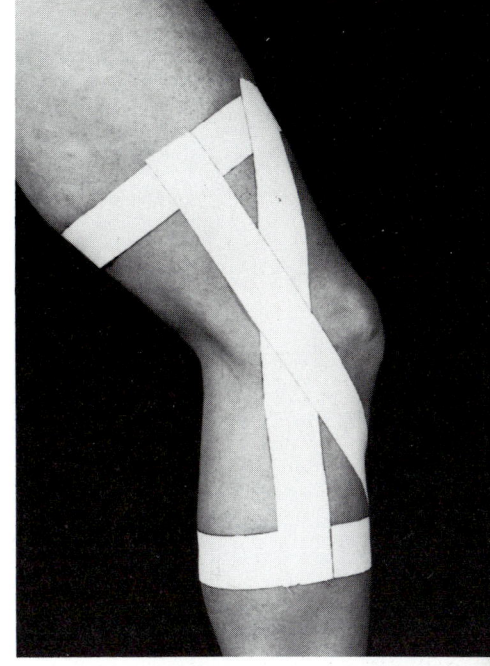

Diese zwei Tapestreifen werden halb überlappend auf den beiden Ankern gesichert.

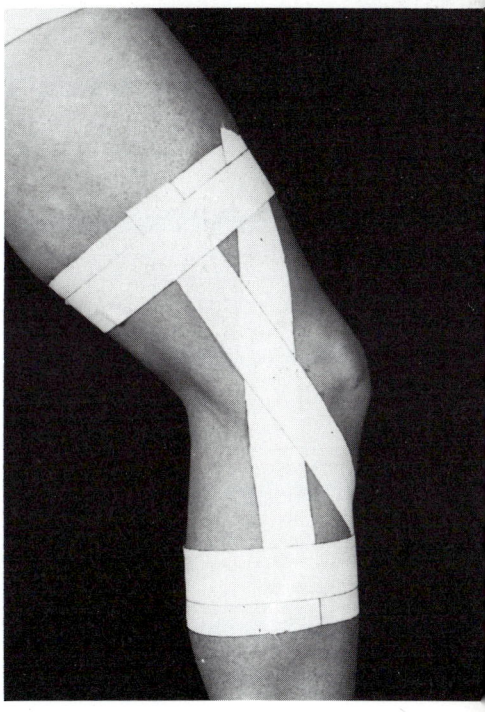

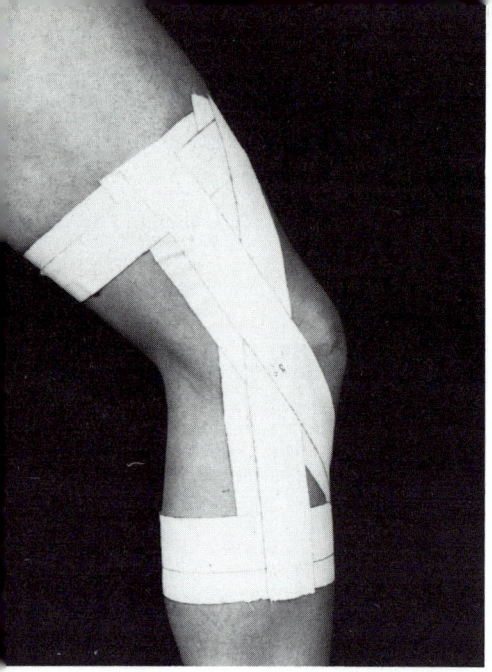

Die folgenden zwei Tapestreifen werden halb überlappend über den ersten beiden angelegt. Sie müssen mindestens 1 cm vom Patellarand entfernt bleiben.

Je weiter die Tapestreifen nach hinten angelegt werden, desto mehr behindern sie die Extension des Kniegelenkes.

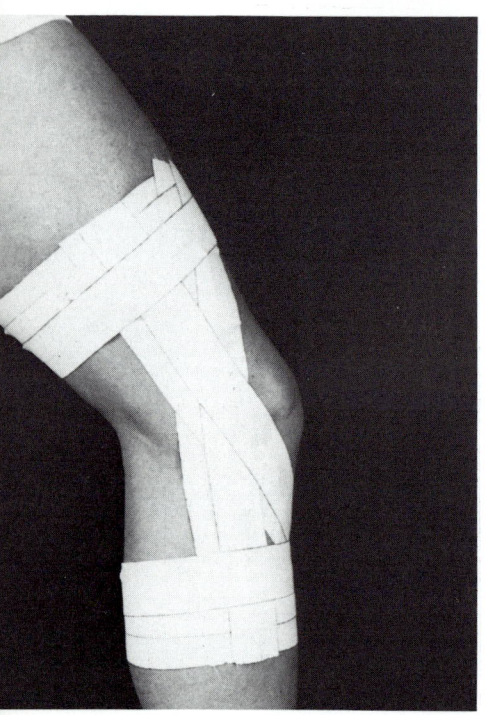

Die zwei Tapestreifen werden wieder auf den beiden Ankern durch zwei halb überlappende Fixationsstreifen gesichert.

Schließlich werden zwei Streifen in der Verlaufsrichtung des Kollateralbandes angelegt. Eventuell können auch diese Streifen auf den Ankern gesichert werden.

Mit einer Bandagetechnik kann die Tapekonstruktion gesichert werden. Die Stabilität des Tapes wird dadurch vergrößert (s. S. 172, 180).

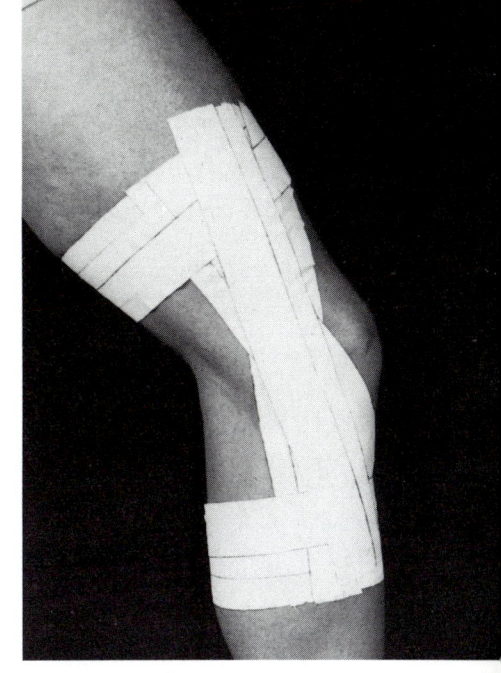

Rotationsinstabilität des Kniegelenkes. Verletzung des Ligamentum coronarium

Funktion:	Einschränkung der Rotationsbeweglichkeit im Kniegelenk.
Ausgangsstellung:	Es soll im Stehen getapet werden. Das Kniegelenk soll dabei in einer Beugestellung von 30 Grad und leichter Innen- oder Außenrotation gehalten werden (Fersenunterlage).
Materialien:	3,8 cm breites Tape, Filz- oder Schaumstoffpolster.

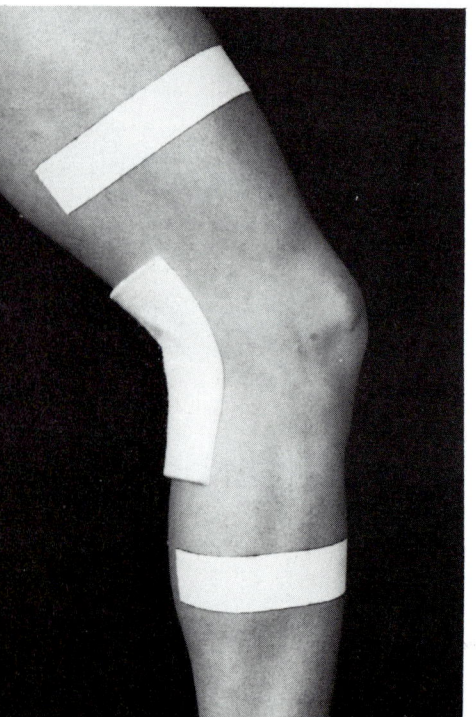

20 cm distal und proximal des Gelenkspaltes werden zwei nach hinten geöffnete Anker angelegt. Die Gefäß- und Nervenbahnen in der Kniekehle werden durch ein Schaumstoffpolster geschützt.

Der Ansatz des ersten Tapestreifens liegt dorso-lateral am Unterschenkel und bedeckt dabei das Ende des Ankers. Er wird spiralförmig distal der Tuberositas tibiae nach medial geführt, läuft über die Medialseite des Kniegelenkes, die Rückseite des Oberschenkels und von dort zur Lateralseite des Oberschenkels. Er endet auf dem proximalen Anker. Die Außenrotation des Unterschenkels wird um so stärker eingeschränkt, je straffer man den Streifen zwischen distalem Anker und medialem Gelenkspalt anzieht.

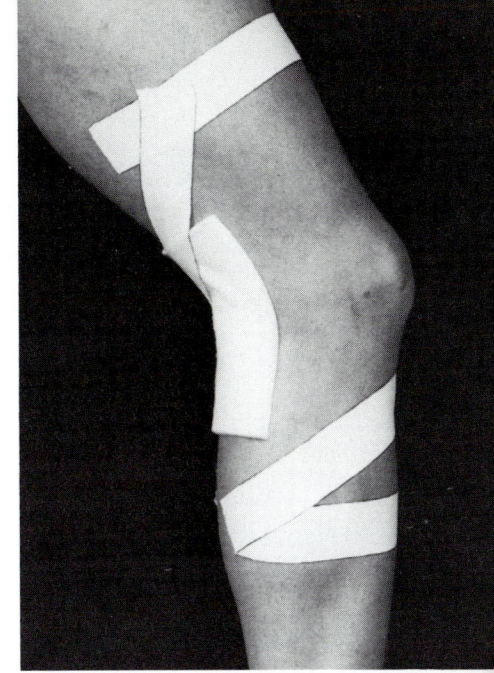

Dieser Streifen wird auf beiden Ankern halb überlappend gesichert.

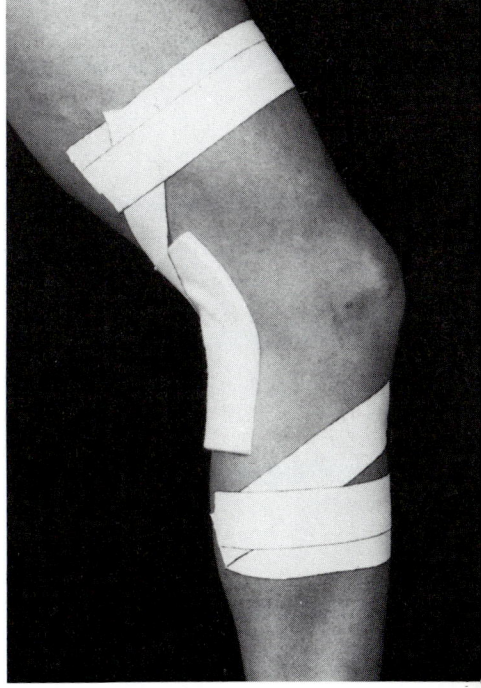

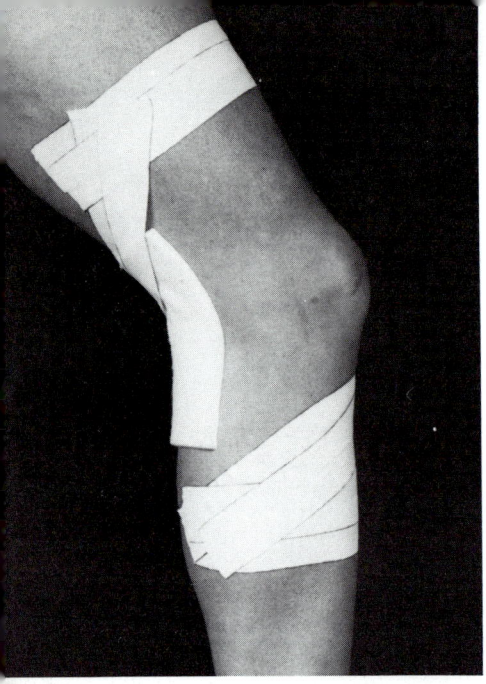

Der zweite Tapestreifen läuft distal parallel zum ersten, wobei er diesen zur Hälfte überlappt.

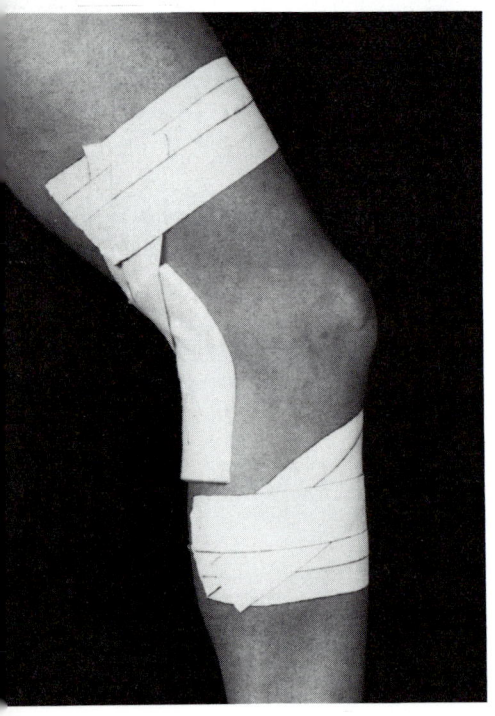

Schließlich werden die Streifen auf den beiden Ankern mit zwei weiteren Fixationsstreifen gesichert.
Die hier gezeigte Tapetechnik führt zu einer Einschränkung der Außendrehfähigkeit des Unterschenkels. Die Ausgangsstellung ist dabei eine leichte Innendrehstellung.
Wenn eine Einschränkung der Innendrehfähigkeit des Unterschenkels erreicht werden soll, muß der Unterschenkel in leichter Außenrotationsstellung gehalten werden. Das Tape wird dann von medial beginnend spiegelbildlich von dem hier gezeigten angelegt (Bandage s. S. 176).

Patellaspitzensyndrom (Apexitis patellae).

Funktion: Entlastung des Ligamentum patellae und dessen Ansatz an der Tuberositas tibiae.
Ausgangsstellung: Beugestellung von 30 Grad im Kniegelenk.
Materialien: 3,8 cm breites Tape.

Der erste Streifen wird knapp distal der Tuberositas tibiae angelegt. Er ist an der Dorsalseite nur ein wenig geöffnet. Am besten ist es, wenn die beiden Tapeenden gerade aufeinanderstoßen.
Dieser Streifen muß recht straff angelegt werden.

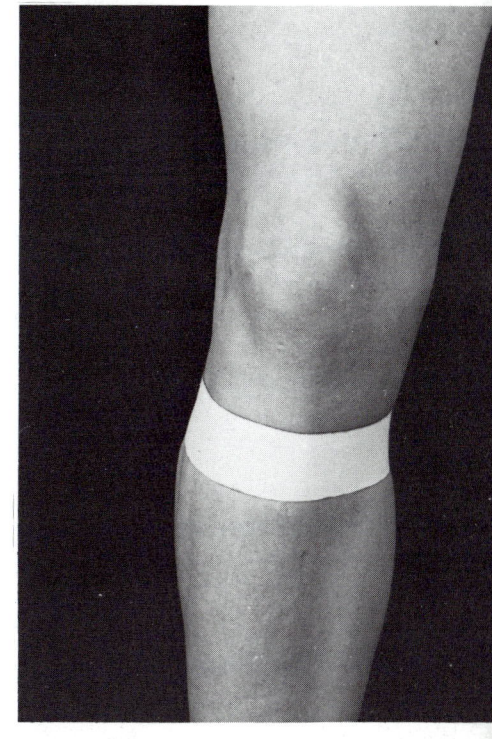

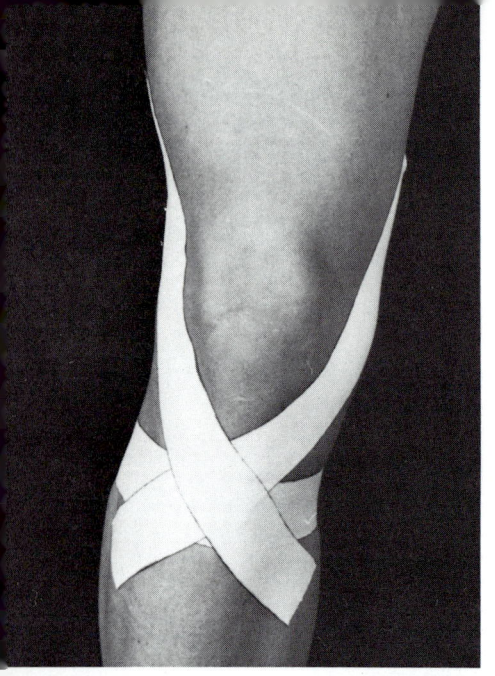

Der zweite Streifen läuft von der Lateralseite des Unterschenkels schräg über die Tuberositas tibiae, die Medialseite des Kniegelenkes (mindestens 1 cm vom Patellarand entfernt) zur Medialseite des Oberschenkels. Der dritte Streifen verläuft spiegelbildlich zum zweiten von medial-distal nach lateral-proximal. Er kreuzt den zweiten Streifen über der Tuberositas tibiae.

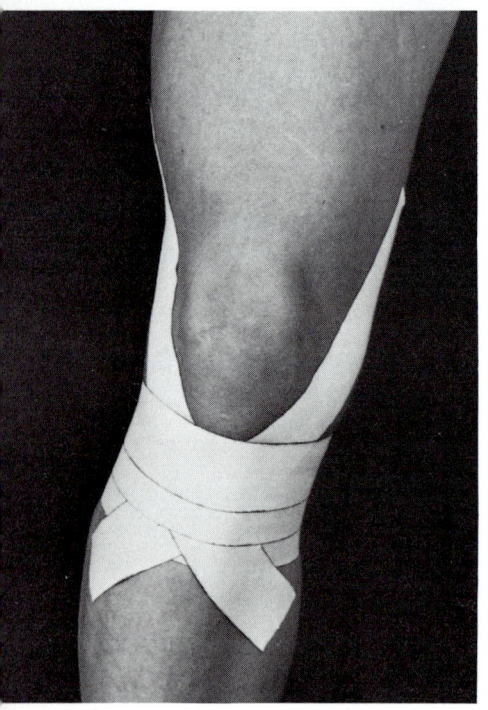

Die beiden Tapestreifen werden mit zwei weiteren Fixationsstreifen, parallel zum ersten, gesichert. Auch diese Streifen sollen straff angelegt werden und sind an der Rückseite nur ein wenig geöffnet.

Auch am Oberschenkel werden die beiden Fixationsstreifen durch zwei querverlaufende Tapestreifen gefestigt (an der Rückseite nur wenig geöffnet).

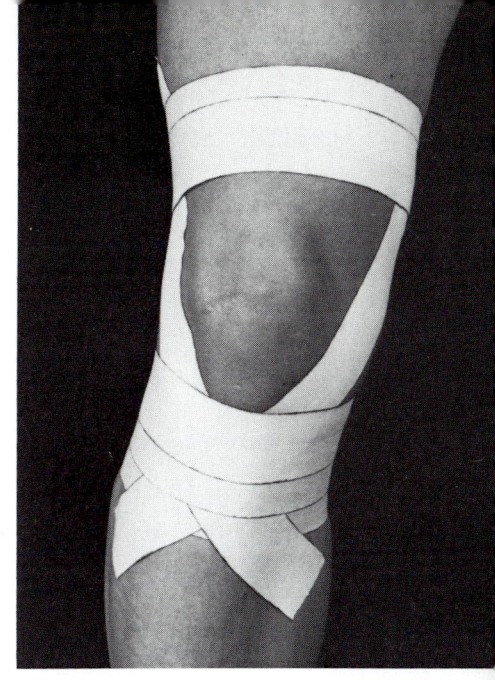

Chondropathia patellae und Apexitis patellae

Funktion: Stabilisation der Kniescheibe in ihrem Gleitlager.
Ausgangsstellung: Das Kniegelenk soll in 30 Grad Beugestellung gehalten werden
                        (Fersenunterlage).
Materialien: 3,8 cm breites Tape,
                        Schaumstoff- oder Filzpolsterung.

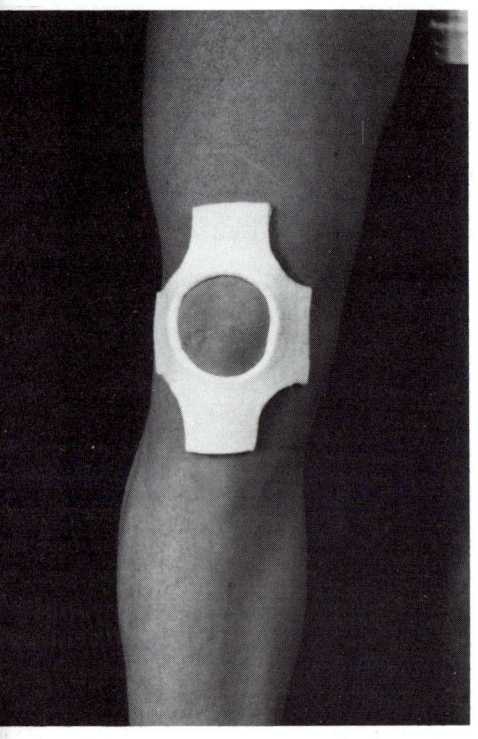

Zuerst wird ein oval ausgeschnittenes Polster um die Patella gelegt. Zum Schutze der Gefäß- und Nervenbahnen in der Kniekehle wird auch hier eine Polsterung angebracht.

Der erste Tapestreifen beginnt an der Lateralseite des Oberschenkels, etwa handbreit oberhalb der Kniescheibe. Er läuft schräg nach medio-distal. Er folgt dabei der Kontur des Kniegelenkes bis er an der Längsachse des Unterschenkels endet. Ein zweiter Tapestreifen wird spiegelbildlich zum ersten angelegt. Dieser beginnt medial und endet lateral.

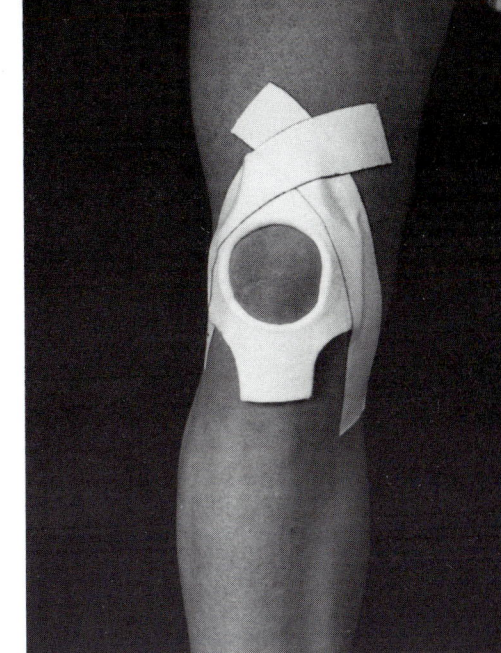

Der nächste Tapestreifen beginnt am Ende des ersten und läuft schräg nach latero-proximal und überkreuzt dabei die Tuberositas tibiae. Diese zwei überkreuzen sich in Höhe der Kniescheibenmitte.
Der vierte Tapestreifen verläuft spiegelbildlich zum dritten. Er beginnt an der lateralen Seite des Unterschenkels und verläuft schräg nach medio-proximal. Er überkreuzt dabei den dritten Tapestreifen in Höhe der Tuberositas tibiae sowie den ersten Tapestreifen in Höhe der Kniescheibenmitte. Die ersten vier Tapestreifen fixieren die Polsterung der Kniescheibe.

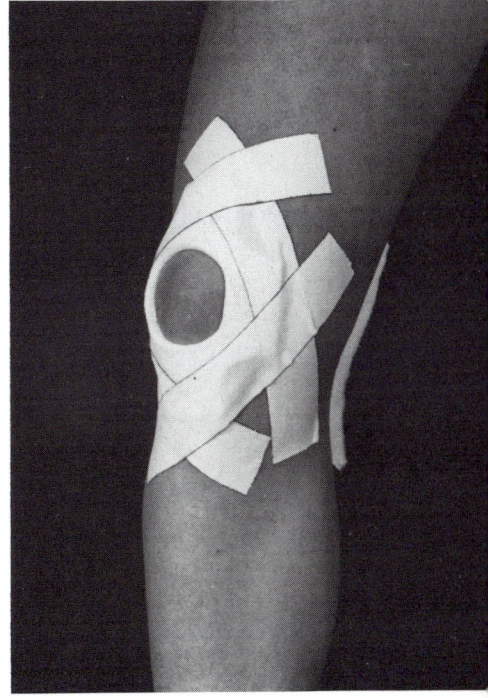

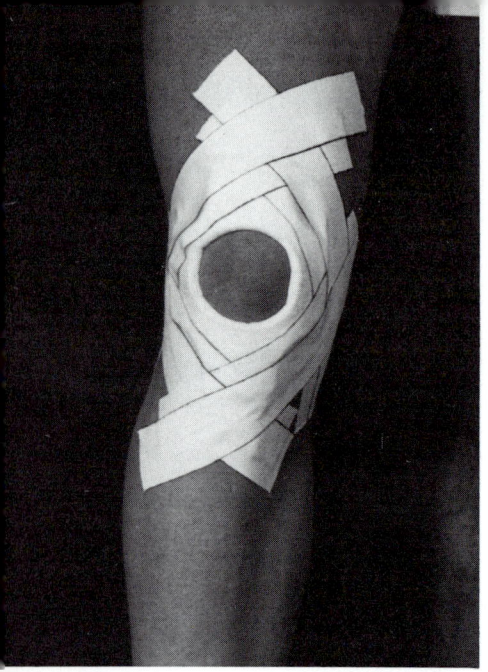

In derselben Reihenfolge werden halb überlappend vier weitere Streifen angelegt.

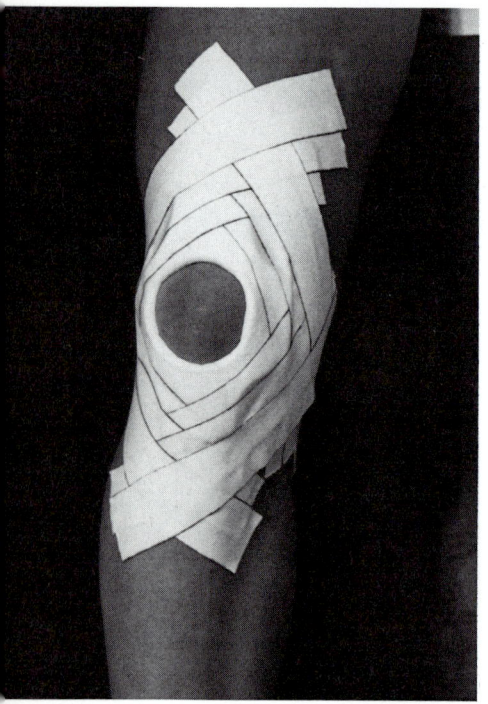

In gleicher Art und Weise werden zum dritten
Mal halb überlappend die vier Tapestreifen
nochmals angelegt.

Die vierte Serie von Streifen wird in gleicher Art angelegt. Dabei verläuft der erste Streifen spiralförmig von der lateralen Seite des Oberschenkels durch die Kniekehle zur medialen Seite des Unterschenkels. Dieser Streifen hat denselben Verlauf wie die Tapestreifen beim Taping zur Prävention der Hyperextension des Kniegelenkes (siehe Seite 90).

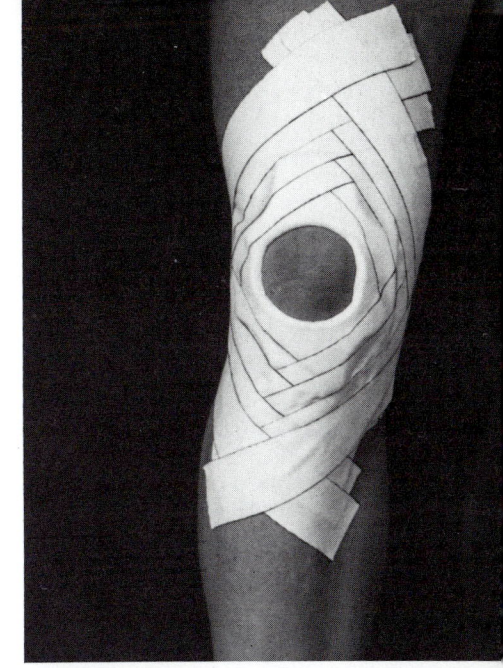

Zur Erlangung einer optimalen Stabilisierung werden zum fünften Mal in gleicher Weise vier Streifen Tape angelegt.

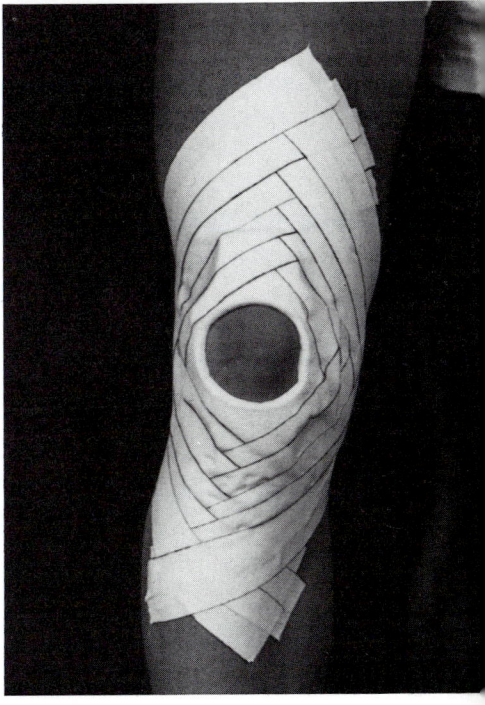

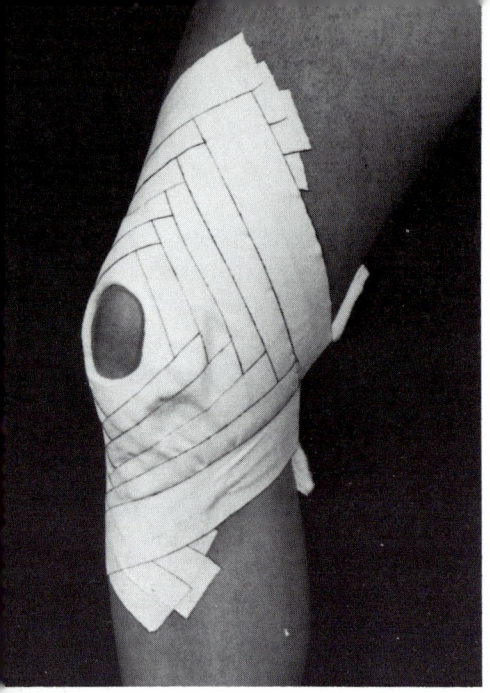

Achte auf die durch die Kniekehle laufenden Tapestreifen, weiterhin, daß alle Streifen unter gleichem Zug angebracht werden. Zur Verbesserung der Stabilität des Tapes kann man eine Bandage anlegen entsprechend dem Tape bei Hyperextension des Kniegelenkes (s. S. 184).

Obere Extremität

Fingergelenke

Verletzungen des Daumensattelgelenkes

Funktion: Unterstützung des Daumensattelgelenkes.
Ausgangsstellung: Der Daumen soll in einer schmerzfreien Stellung gehalten werden.
Materialien: 2 cm breites Tape.

Man beginnt an der dorsalen Seite des Handgelenkes, ulnar in Höhe des Gelenkspaltes. Das Tape verläuft längs über den Gelenkspalt bis zum Griffelfortsatz der Speiche, überkreuzt das Daumensattelgelenk. Es läuft dann über den Daumenballen und der ersten Zwischenfingerfalte zurück zur Dorsalseite des Os metacarpale I. Dann führt das Tape zur ventralen Seite des Handgelenkes, es überkreuzt dabei sich selbst in Höhe des Os naviculare.

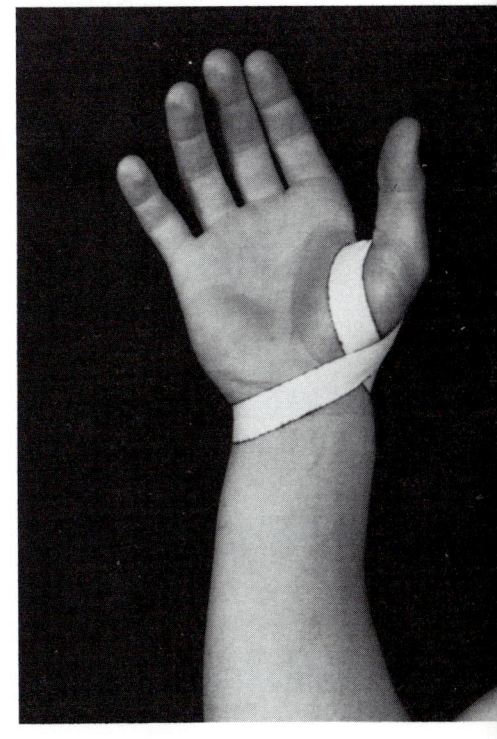

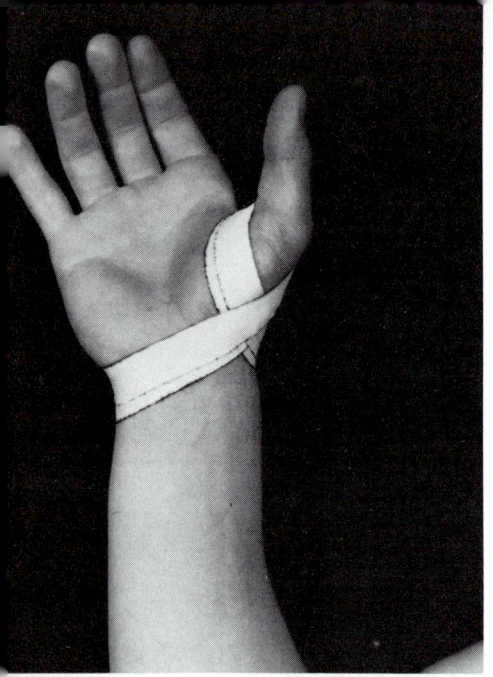

In gleicher Weise wird ein zweiter Streifen halb überlappend, distal des ersten angebracht. Das Kreuz liegt jetzt über dem Daumensattelgelenk.

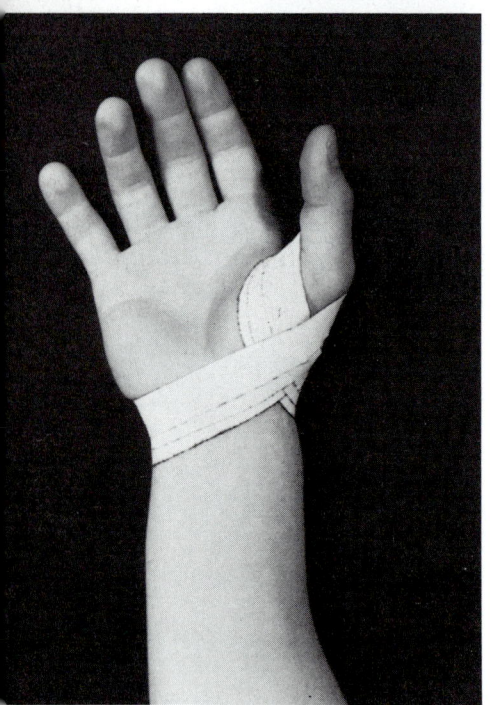

Nachdem ein dritter Streifen halb überlappend angebracht ist, ist eine ausreichende Stabilität erreicht.

Verletzungen der dorso-radialen Strukturen des Daumengrund- und -endgelenkes

Funktion: Einschränkung der Palmarflexion im Metacarpophalangealgelenk I.

Ausgangsstellung: Der Daumen sollte in Neutralstellung gehalten werden.

Materialien: 2 cm breites Tape.

Es werden zwei Anker verwandt. Der distale liegt am Daumenendglied, der proximale verläuft von der Mitte des Handrückens über das Daumensattelgelenk zur Hohlhandmitte.

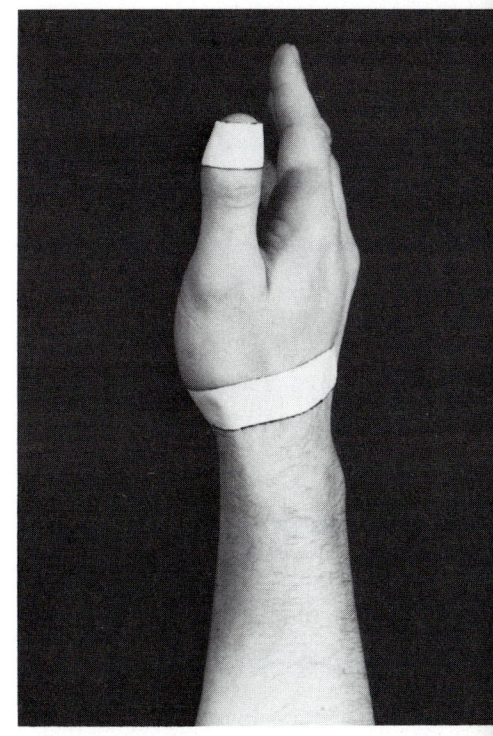

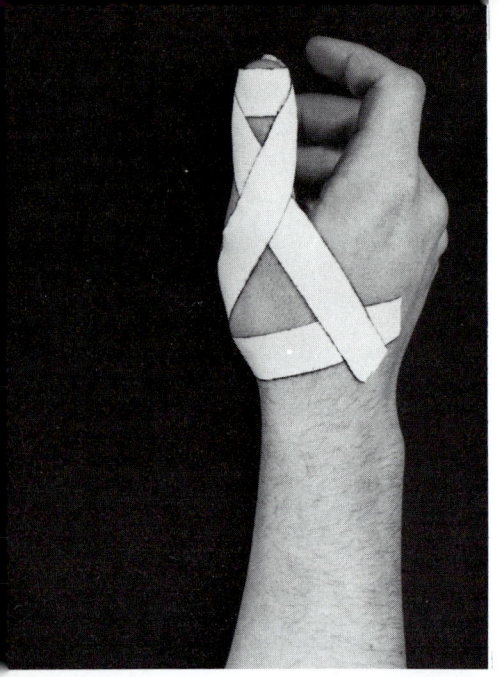

Der erste Streifen beginnt auf dem distalen Anker an der Dorso-Radialseite des Daumens und verläuft von dort aus schräg nach proximal-ulnar. Er endet auf dem proximalen Anker in Handrückenmitte. Der zweite Tapestreifen verläuft spiegelbildlich. Er beginnt an der ulnaren Seite des Daumenendgliedes auf dem Anker und verläuft von dort schräg nach proximal-radial. Er endet auf dem zweiten Anker in Hohlhandmitte. Die beiden Streifen überkreuzen einander über dem Daumensattelgelenk.

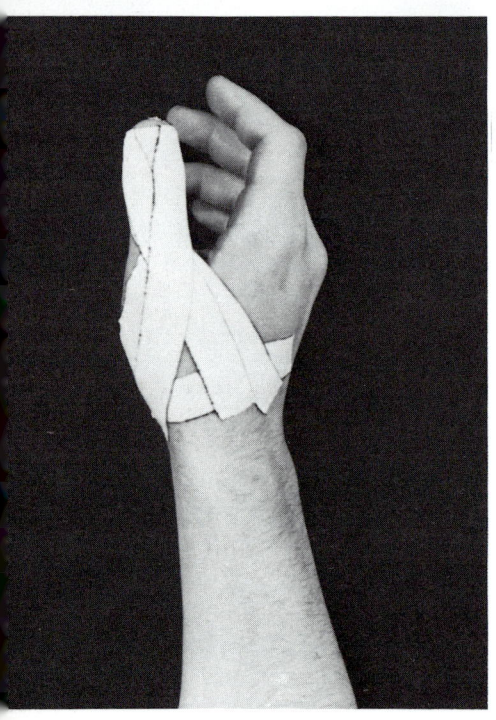

Es werden zwei weitere Streifen halb überlappend geklebt. Die Dorsalseite des Daumens ist bis auf eine kleine Stelle über dem ersten Mittelhandknochen nun vom Tape bedeckt.

Dieses wird nun mit einem weiteren Fixationsstreifen, der längs über dem Daumenrücken von Anker zu Anker verläuft, bedeckt.

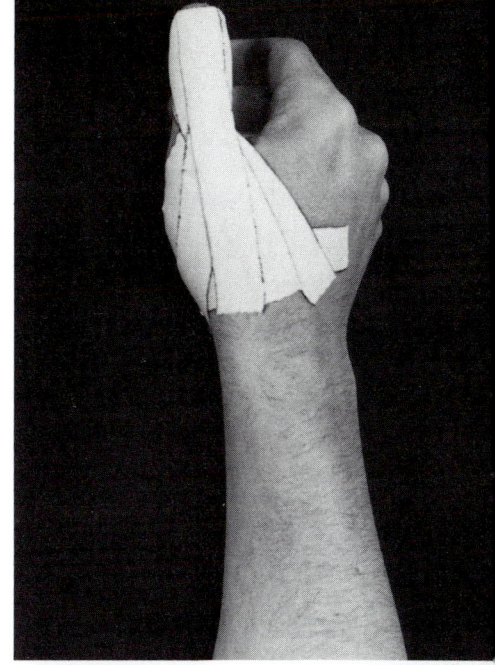

Mit drei weiteren Fixationsstreifen, die quer über das Daumensattelgelenk, das Daumengrundglied und das Daumenendglied verlaufen, wird die Konstruktion endgültig stabilisiert.

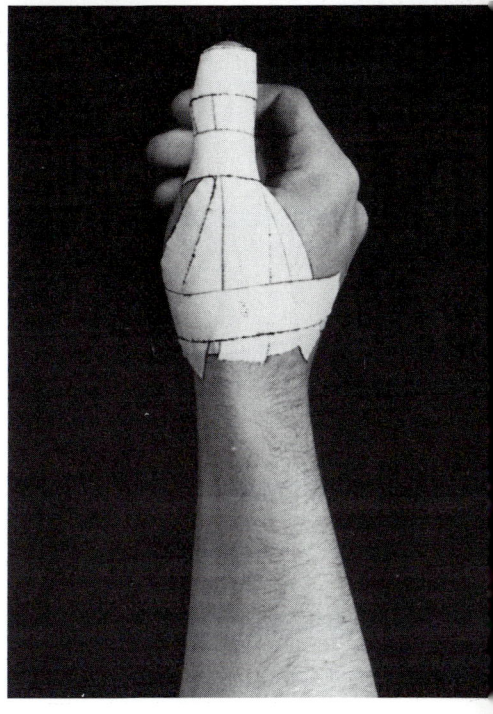

Verletzungen der palmaren und radialen Strukturen des Daumengrundgelenkes

Funktion: Einschränkung der Daumenadduktion und Oppositionsbewegung.

Ausgangsstellung: Mittelstellung zwischen Opposition und Reposition.

Materialien: 2 cm breites Tape.

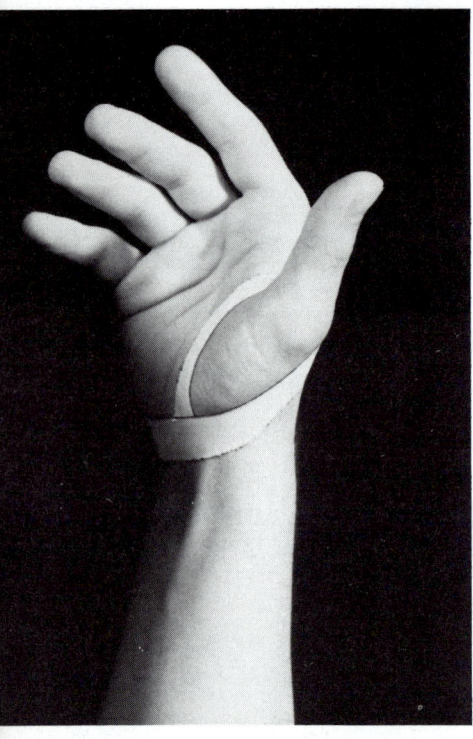

Der erste Tapestreifen beginnt handgelenknah am Daumenballen. Er folgt dem ulnaren Rand des Daumenballens, überquert das Daumengrundgelenk und läuft dann über die Dorsalseite des ersten Mittelhandknochens zurück zum proximalen Rand des Daumenballens.

Distal davon wird halb überlappend ein zweiter Tapestreifen angelegt.

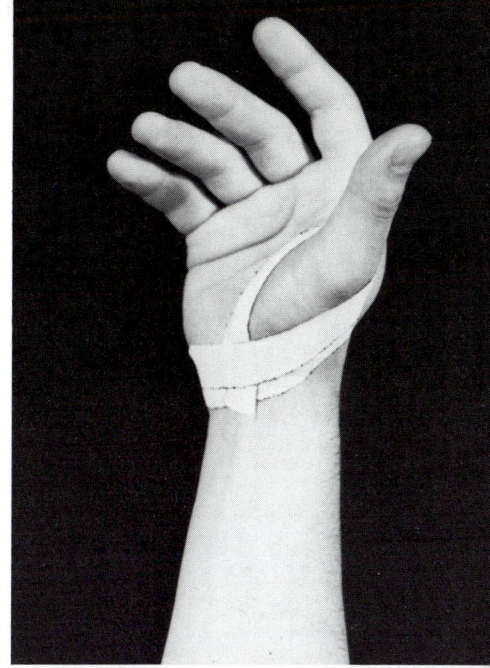

Der dritte Tapestreifen reicht von der Hohlhand bis zur Dorsalseite des Handgelenkes. Auch er überquert das Daumengrundgelenk mit seinem radialen Rand.

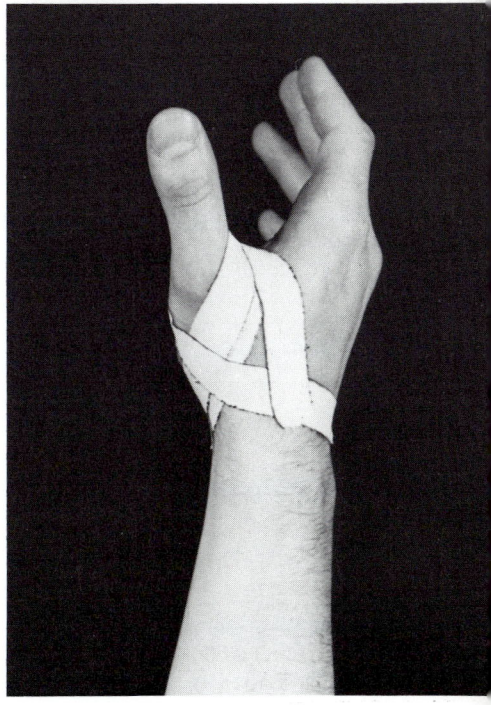

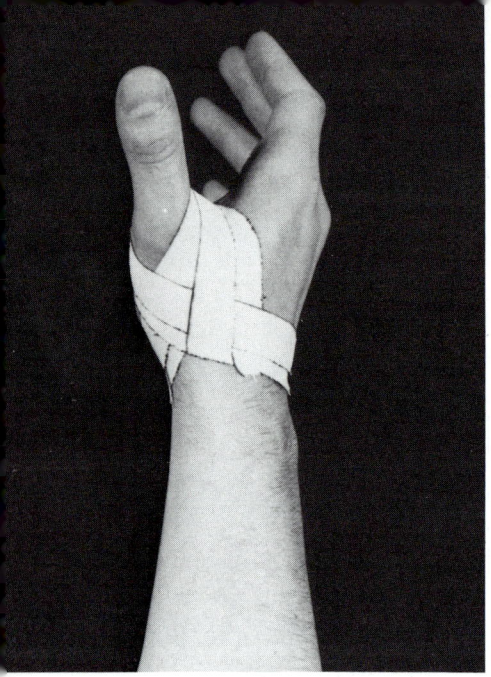

In gleicher Weise wird ein vierter Streifen halb überlappend angelegt.

Man kann auch zuerst den dritten Streifen legen, dann den zweiten. Dadurch wird eine höhere Stabilität des Tapes erreicht.

Verletzungen der palmaren, radialen und ulnaren Strukturen des Daumengrundgelenkes

Funktion: Einschränkung der Daumenoppositions- und -adduktionsbeweglichkeit.

Ausgangsstellung: Der Daumen soll in Neutralstellung gehalten werden.

Materialien: 2 cm breites Tape.

Der erste Fixationsstreifen beginnt an der Ulnarseite des Daumengrundgliedes knapp proximal des Daumenendgelenkes. Er verläuft von dort schräg über die Palmarseite des Daumengrundgliedes zur Radialseite des Daumengrundgelenkes, wird schräg nach proximal-ulnar geführt und endet handrückenseitig auf dem Griffelfortsatz der Elle.

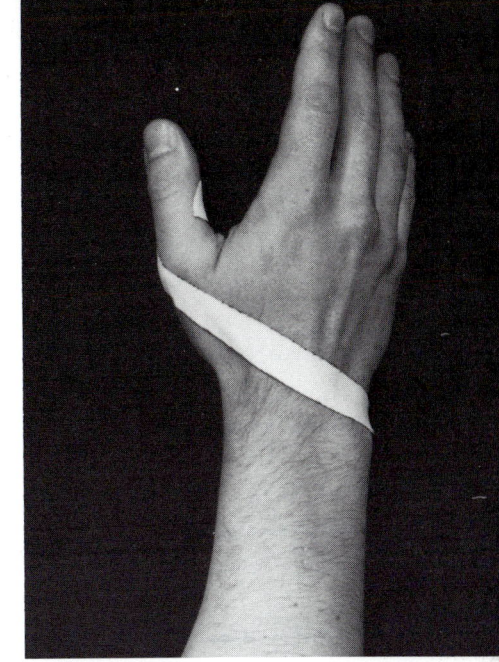

Der zweite Fixationsstreifen beginnt an der Speichenseite des Daumengrundgliedköpfchens. Er verläuft dem ersten entgegengerichtet über die Palmarseite des Daumengrundgliedes zur Ulnarseite des Carpometacarpalgelenkes I hohlhandwärts. Das Ende liegt auf der Palmarseite des Processus styloideus ulnae.

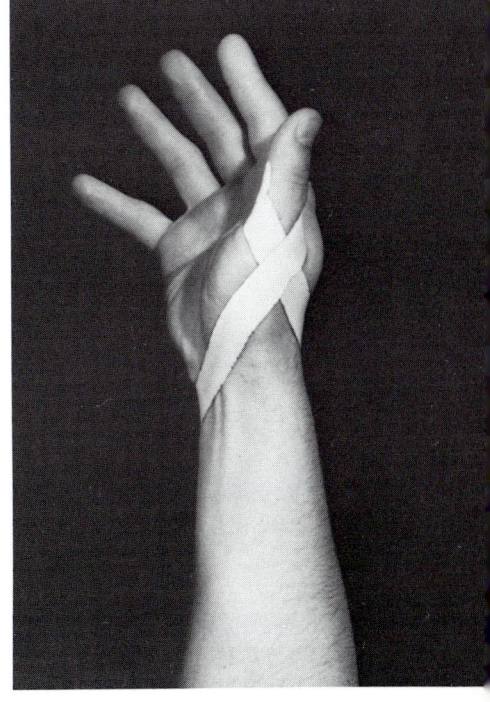

117

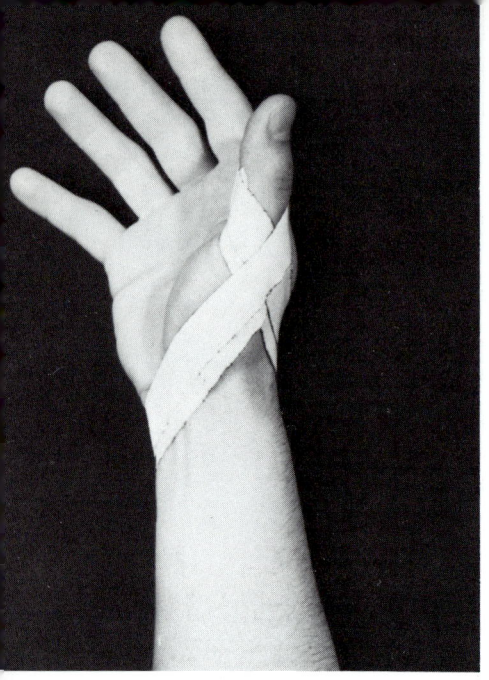

Distal davon werden halb überlappend zwei weitere Fixationsstreifen gelegt. Bei Bedarf kann auch noch ein drittes Paar Streifen verwandt werden.

Verletzungen der dorsalen Strukturen der Fingergrundgelenke
(umgekehrt gilt es für Verletzungen der palmaren Strukturen der Fingergrundgelenke)

Funktion: Einschränkung der Beugefähigkeit im Fingergrundgelenk.
Ausgangsstellung: Der Finger soll in schmerzfreier Stellung gehalten werden.
Materialien: 2 cm breites Tape.

118

Es werden zwei Anker verwandt. Der distale Anker liegt am Fingergrundglied. Er darf nicht zu straff angebracht werden und sollte möglichst an der Palmarseite offen bleiben. Der zweite Anker verläuft um die distale Mittelhand, knapp proximal der Processus styloidei radii und ulnae.

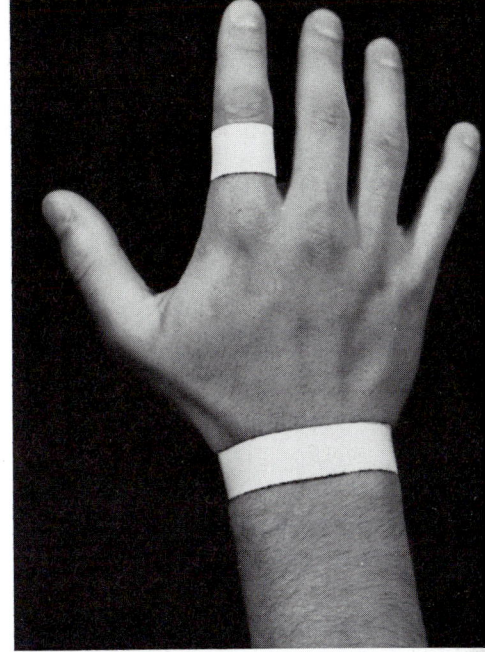

Der Tapestreifen verläuft von der Palmarseite der Grundphalanx schräg über die Radialseite der Grundphalanx körperwärts, ellenwärts über den Handrücken. Er endet auf dem proximalen Anker.

Der zweite Streifen wird gegenläufig angebracht. Auch er beginnt an der Palmarseite des Grundgliedes und überquert die Ellenseite und die Dorsalseite des Grundgelenkes. Er endet radialseitig auf dem körpernahen Anker. Beide Streifen kreuzen einander knapp proximal des Fingergrundgliedes.

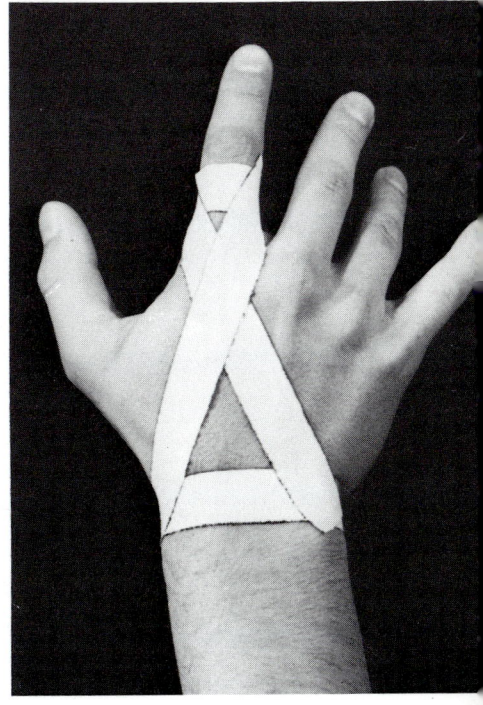

119

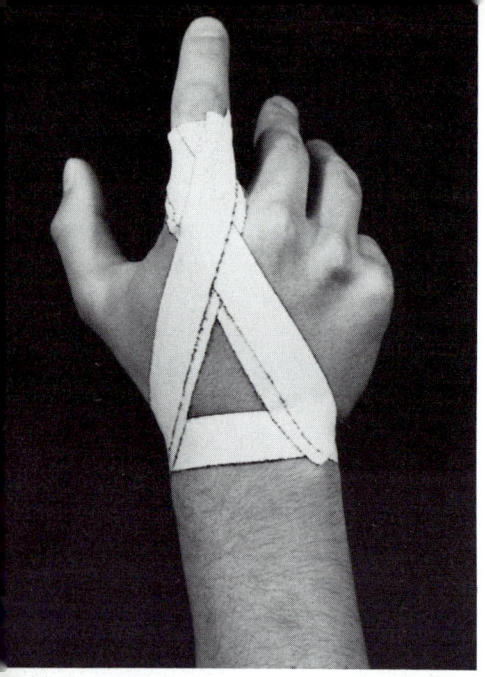

Zwei weitere Streifen werden nach distal halb
überlappend geklebt. Sie überkreuzen einander nun exakt über dem Fingergrundgelenk.

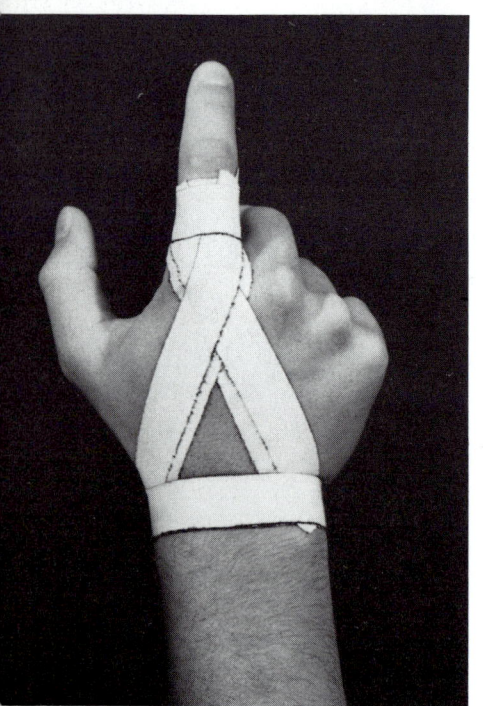

Anfang und Ende der ersten vier Fixationsstreifen werden nun mit zwei weiteren Fixationsstreifen befestigt.
Es ist erforderlich die Stabilität der Tapetechnik zu vergrößern durch das Anlegen einer
Bandage.

Verletzung der Finger mit Haematombildung

Funktion:	Kompression und Stabilisation der Interphalangealgelenke. Kompression des gesamten Fingers.
Ausgangsstellung:	Neutralstellung des Fingers oder diejenige Stellung des Fingers, in der größtmögliche Schmerzfreiheit erzielt wird. Die Fingernägel müssen geschnitten sein.
Materialien:	3,8 cm und 2 cm breites Tape von doppelter Fingerlänge.

Der breite Tapestreifen wird längs über die gesamte Beugeseite des Fingers geklebt.

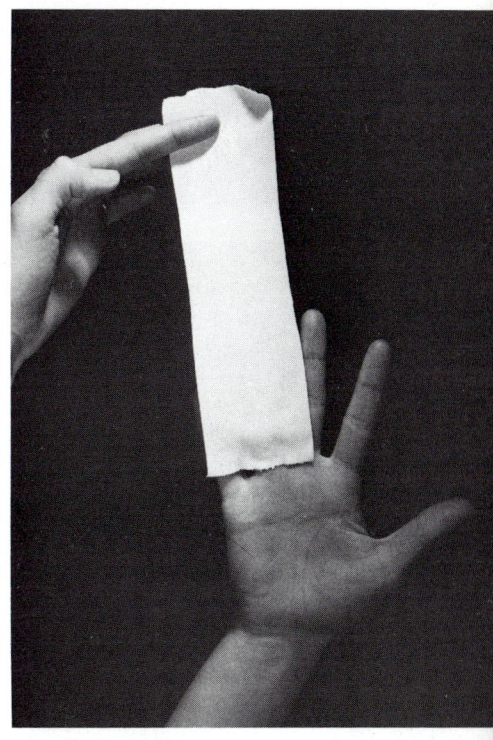

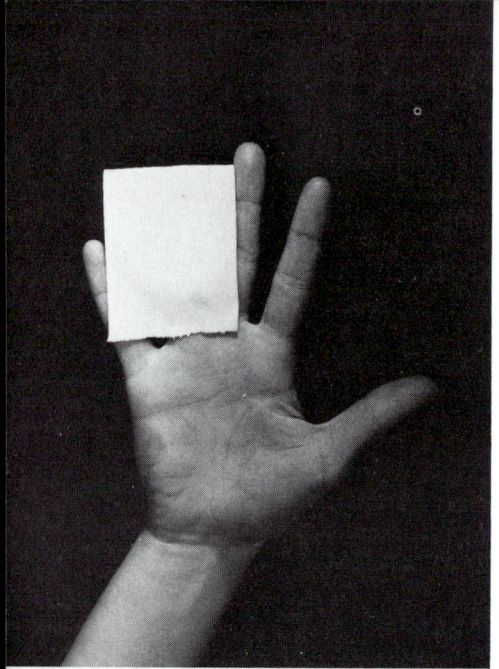

Er wird dann um die Fingerspitze geschlagen und auf die Streckseite des Fingers geklebt.

Die überstehenden Ränder werden nun aneinander gedrückt. Der ganze Finger ist jetzt vom Tape eingeschlossen.

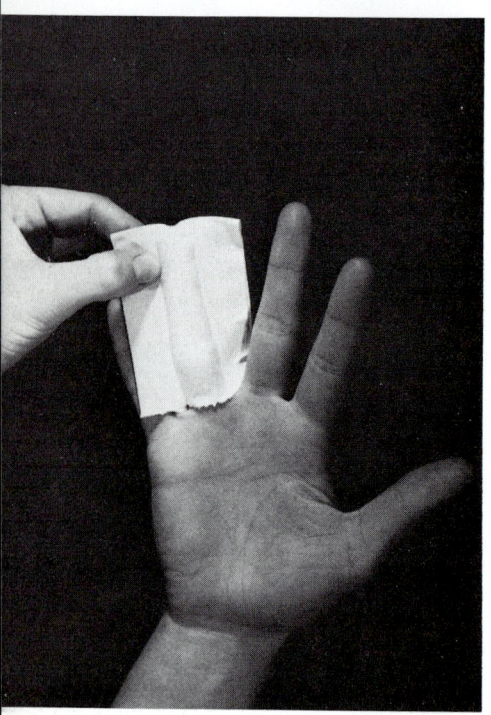

Die überstehenden Ränder werden an den Längsseiten des Fingers abgeschnitten.

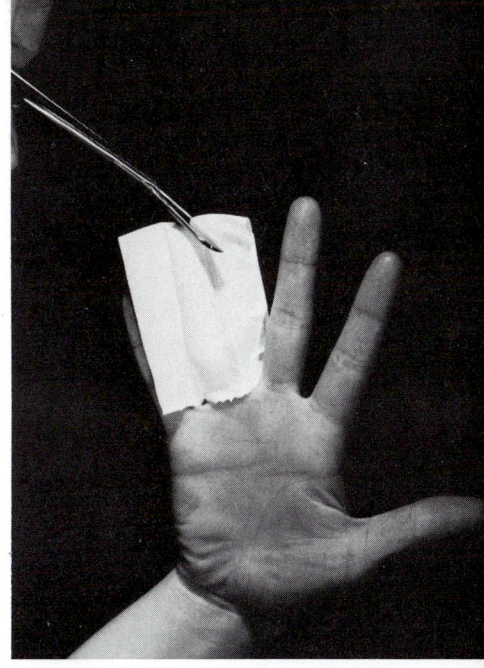

Der Finger muß jetzt in der erwünschten Position stehen. Ein immer noch überstehender Rand kann umgeschlagen werden.

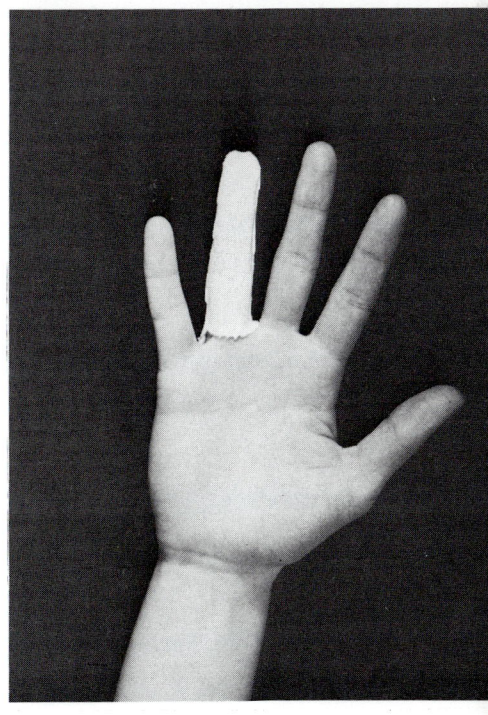

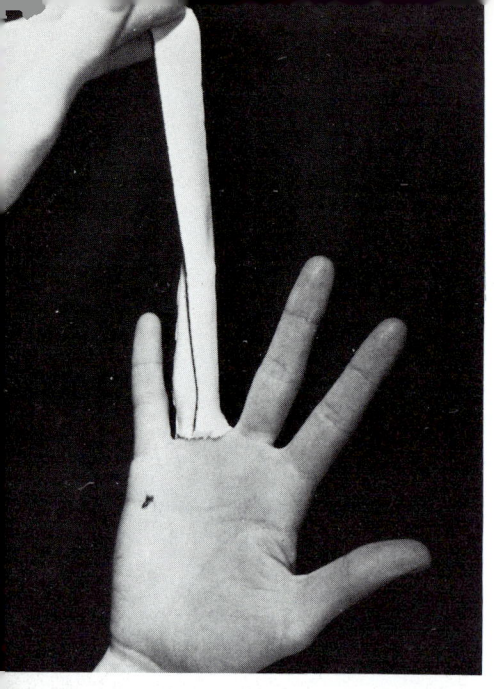

Mit dem schmalen Tape wird jetzt der Schnittrand an der Radial- und Ulnarseite des Fingers bedeckt (siehe auch folgendes Bild).

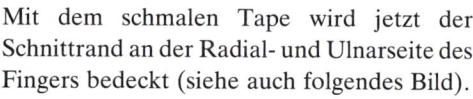

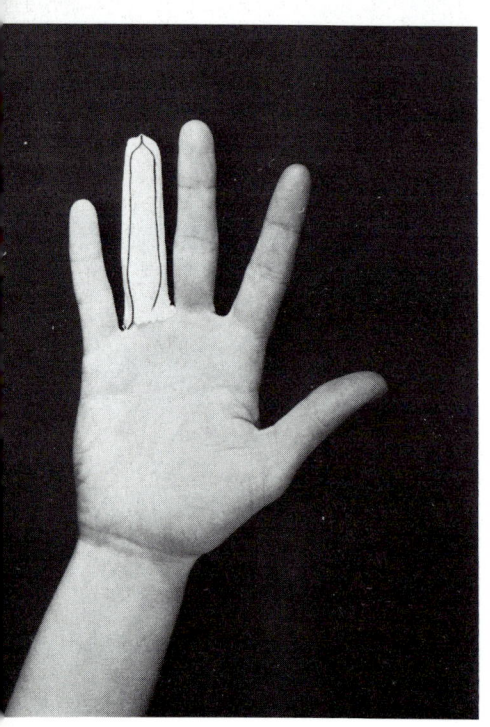

Verletzungen der dorsalen Strukturen des Fingergrundgelenkes

Bei Störungen der palmaren Strukturen, bzw. des Fingermittel- oder -endgelenkes sowie bei Beschwerden im Bereich der Strecksehnen kann die Technik entsprechend abgewandelt werden.

Funktion: Einschränkung der schmerzhaften Bewegung.

Ausgangsstellung: Neutralstellung oder diejenige Stellung, in der Schmerzfreiheit erreicht wird.

Materialien: 2 cm breites Tape oder noch schmäleres Tape.

Ein kurzer (Fingerumfang) und ein langer Tapestreifen werden mit den Klebeflächen T-förmig aneinander geklebt.

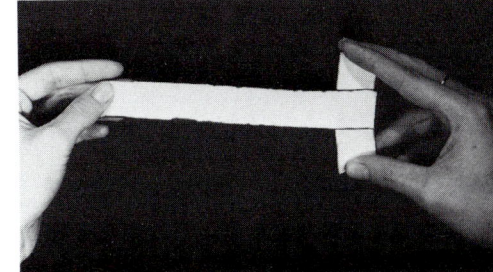

Der kurze Streifen wird um das zu stabilisierende Fingerglied gelegt. Der lange Streifen weist dabei über die Fingerspitze hinaus. Die Klebefläche des langen Streifens ist der Haut abgewandt.

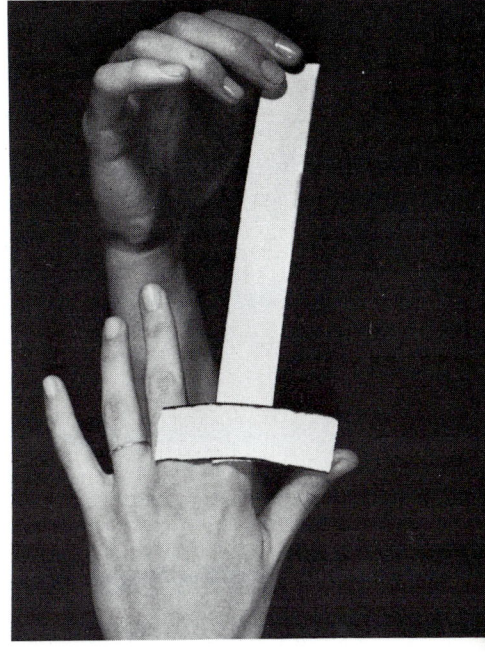

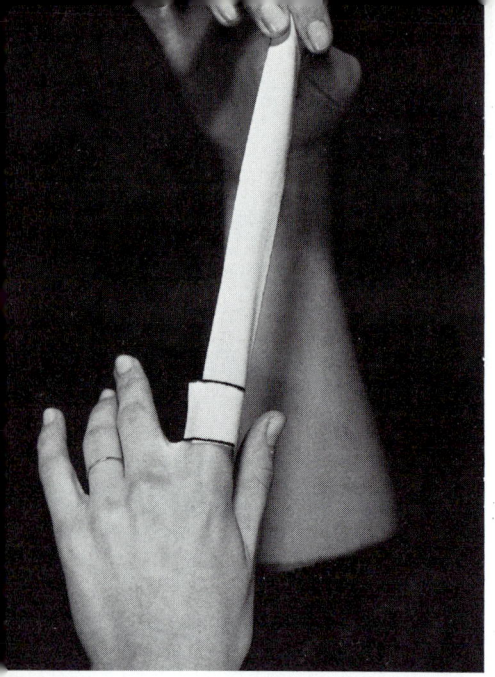

Der kurze Streifen wird nun um den Finger geklebt. Der lange Streifen wird umgeschlagen.

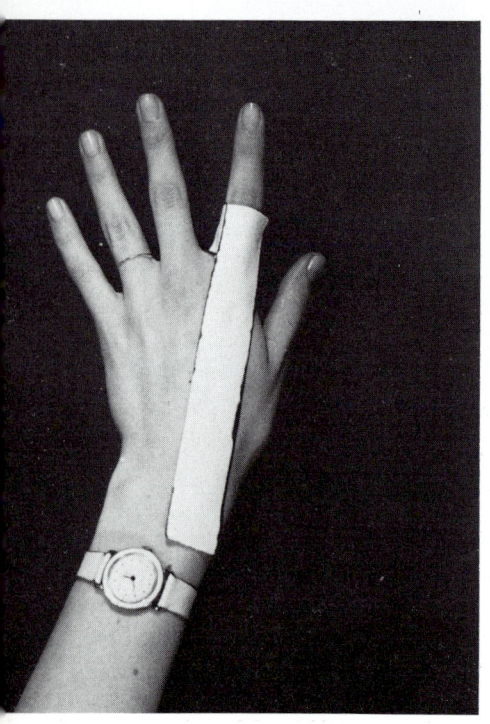

Die Klebefläche zeigt nun zur Haut. Der Finger wird in die gewünschte Stellung gebracht und der lange Streifen wird festgeklebt.

Anwendung der gleichen Technik am Daumen bei einer hohlhandseitigen Verletzung des Daumensattelgelenkes.

Bei Störungen der Fingermittel- und -endgelenke bzw. der langen Sehnen muß die Konstruktion entsprechend weiter distal angelegt werden (siehe auch folgende Bilder).

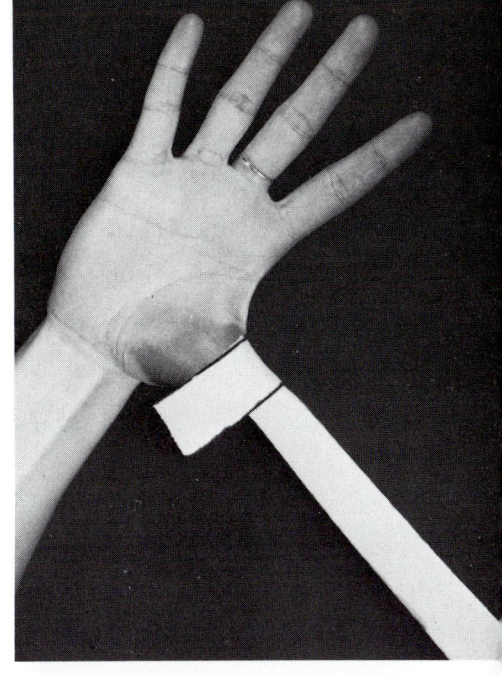

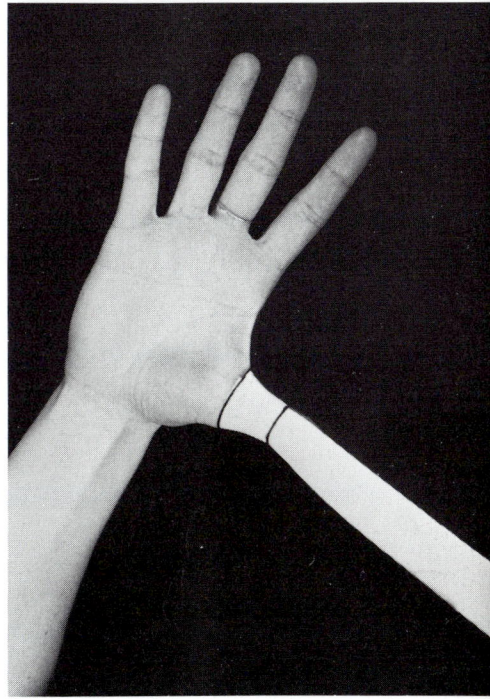

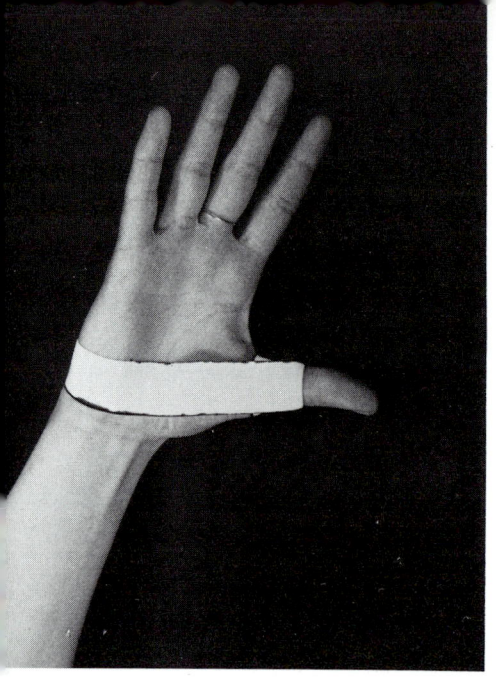

Verletzungen der proximalen und distalen Interphalangealgelenke

Funktion: Einschränkung der Flexions- und Extensionsbeweglichkeit im Fingermittel- und -endgelenk.

Ausgangsstellung: Neutralstellung oder diejenige Stellung, in der Schmerzfreiheit erreicht wird. Die Fingernägel müssen geschnitten sein.

Materialien: 2 cm breites Tape.

Es werden zwei Anker verwandt. Einer wird um das Grundglied gelegt und einer um das Mittelglied. Hohlhandwärts sollen beide Anker ein wenig offen bleiben. Vom Fingergrundgelenk wird über den Fingerrücken ein Tapestreifen zur Fingerspitze gelegt. Der Finger wird dann in die gewünschte Haltung gebracht und der Fixationsstreifen beugeseitig zurück zum Fingergrundgelenk geführt.

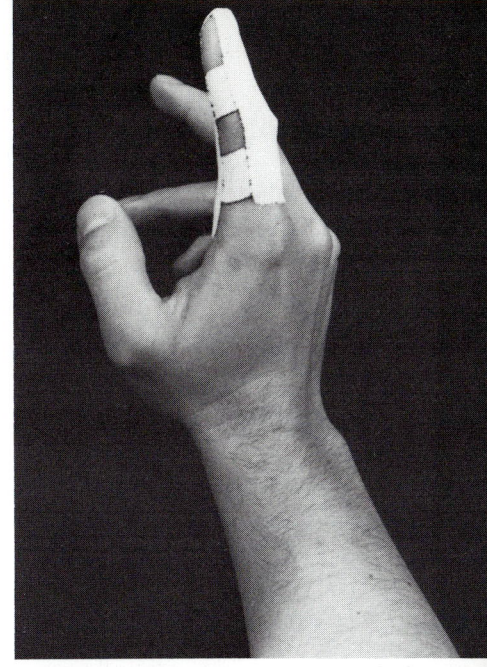

Die Tapestreifen werden mit zwei Fixationsstreifen auf den Ankern fixiert. Wenn der Finger in Beugestellung getapt werden soll, muß an der Hohlhand begonnen werden.

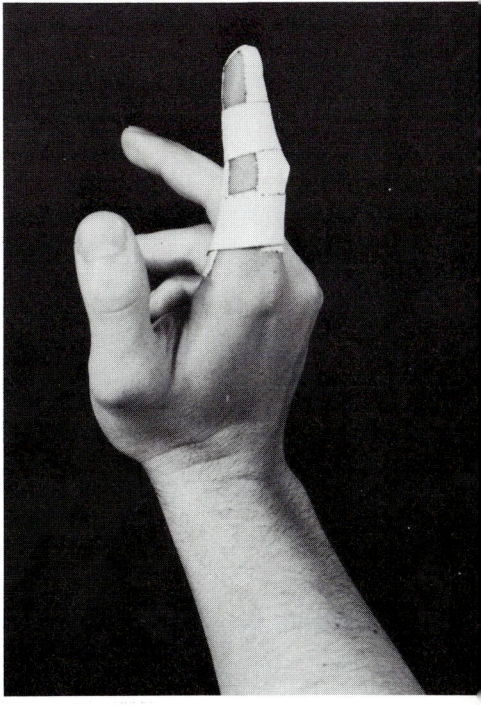

129

Verletzungen der Fingerend- und -mittelgelenke

Funktion: Isolierte Einschränkung der Beweglichkeit der Fingerend- und -mittelgelenke je nach Lage des Tapes.

Ausgangsstellung: Neutralstellung oder diejenige Stellung, in der Schmerzfreiheit erreicht wird.

Materialien: 2 cm breites Tape.

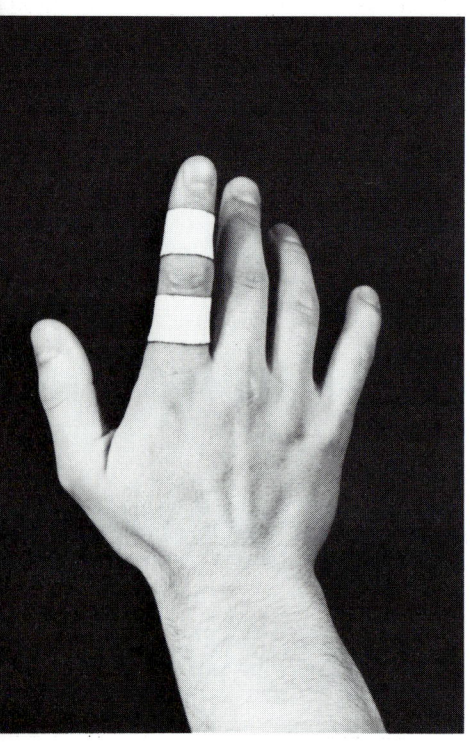

Zunächst werden zwei Anker angelegt, die beide ein wenig offen bleiben sollen. Einer wird um das Grundglied geklebt, der zweite um das Endglied.

Von der Palmarseite des proximalen Ankers geht man vom speichenseitigen Fingerrand und von dort aus schräg über das Mittelgelenk und den ulnaren Fingerrand zurück zur Hohlhand. Der Streifen endet wieder palmar auf dem Anker. Ein zweiter Streifen wird spiegelbildlich angebracht. Beide Streifen überkreuzen einander über dem Mittelgelenk.

Die hier gezeigte Konstruktion dient der Einschränkung der Beugefähigkeit im Mittelgelenk. Soll die Streckung gehemmt werden, müssen die beiden Fixationsstreifen hohlhandseitig liegen. Es empfiehlt sich dann, zusätzlich die beiden Fixationsstreifen mit zwei weiteren Streifen auf den Ankern zu sichern.

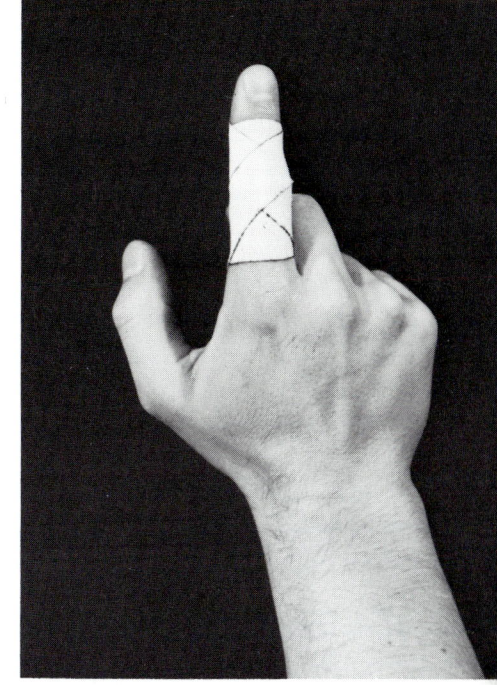

Ausgedehnte Verletzungen der Finger (Frakturen)

Funktion: Ruhigstellung des Fingers.
Ausgangsstellung: Neutralstellung.
Materialien: Schienungsmaterial,
2 cm breites Tape.

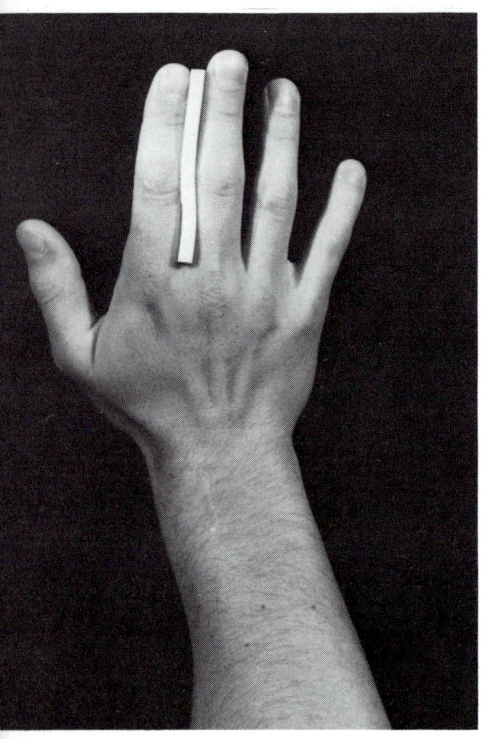

Zwischen den verletzten Finger und den benachbarten gesunden Finger wird eine Schiene gelegt.

Die beiden Finger werden aneinander ge-
schient, indem man beide gemeinsam mit jeweils einem Tapestreifen um die Mittel- und
Endphalanx fixiert.

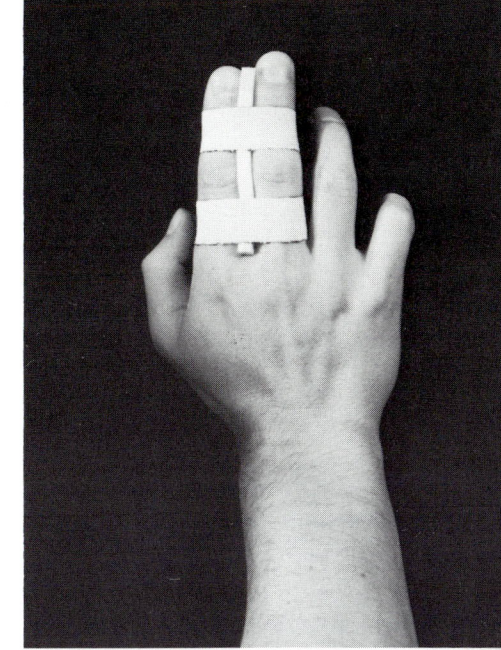

» Volleyballtape«

Bevor diese Tapekonstruktion angelegt wird,
muß festgestellt werden, welche Abspreizung
des Daumens notwendig ist, um den Ball noch
greifen zu können. Der Patient muß dazu den
Ball umfassen.

Nachdem so die Ausgangsstellung bestimmt
worden ist, wird ein langer Tapestreifen zwischen Daumen- und Zeigefingergrundglied
gelegt. Die Klebeflächen zeigen dabei aufeinander zu. Die beiden Enden stoßen zwischen
Daumen und Zeigefinger aufeinander. Diese
Stelle wird mit einem zweiten Streifen noch
einmal überklebt.

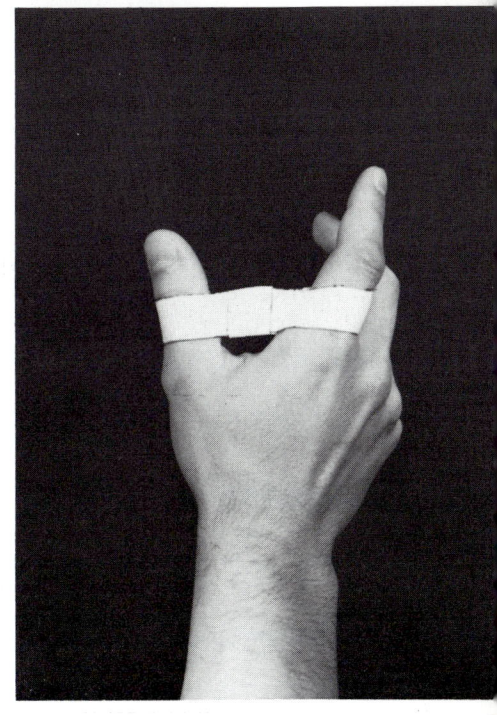

133

Handgelenk

Schäden der palmaren Strukturen des Handgelenkes

Funktion:	Einschränkung der Dorsalextension des Handgelenkes. Bei Verletzungen der dorsalen Strukturen des Handgelenkes muß die Technik entsprechend auf dem Handrücken angelegt werden.
Materialien:	3,8 cm breites Tape.

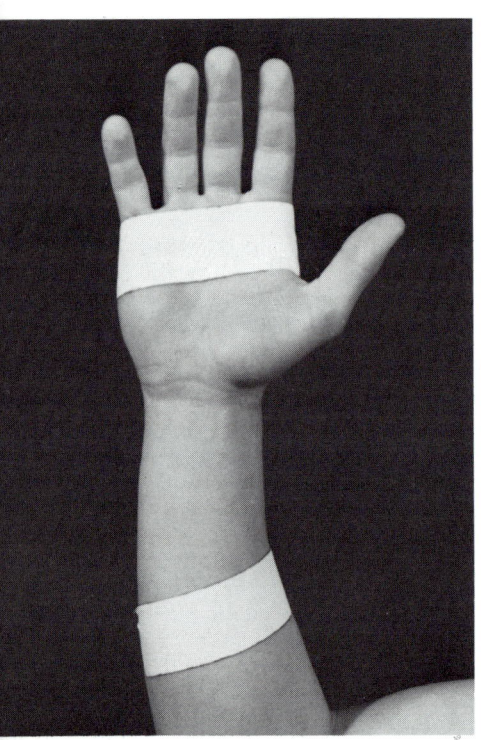

Es werden zwei Anker verwendet. Der erste Anker umfaßt die Hand knapp proximal der Mittelhandknochen. Er bleibt an der Dorsalseite etwas offen. Der zweite Anker umgreift den Unterarm etwa 20 cm proximal des Handgelenkes. Auch er bleibt an der Dorsalseite etwas offen.

Der erste Tapestreifen verläuft palmar vom
V. Mittelhandknochen schräg nach proximal
und radial. Der zweite Tapestreifen verläuft
vom II. Mittelhandknochen schräg körper-
und ellenwärts. Die beiden Streifen bilden ein
Kreuz, das möglichst über dem Handgelenk
liegen soll.

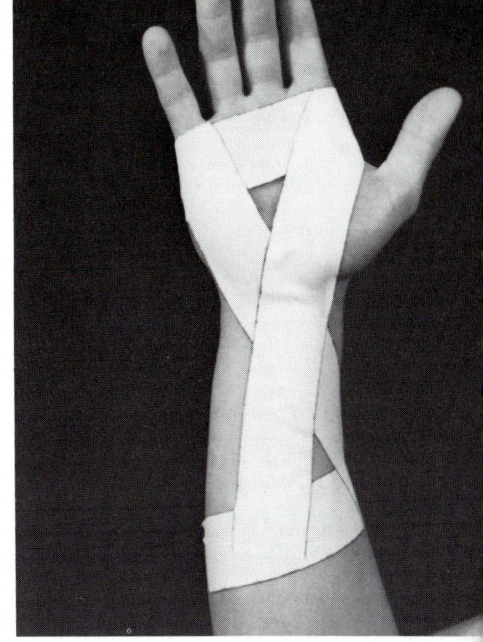

Der dritte Tapestreifen verläuft vom IV. Mittelhandknochen schräg nach proximal-radial.
Er endet etwas ulnar vom ersten Streifen auf
dem proximalen Anker.
Der vierte Tapestreifen liegt an seinem Anfang über dem II. Mittelhandknochen. Er endet radial vom zweiten Streifen auf dem
Anker.

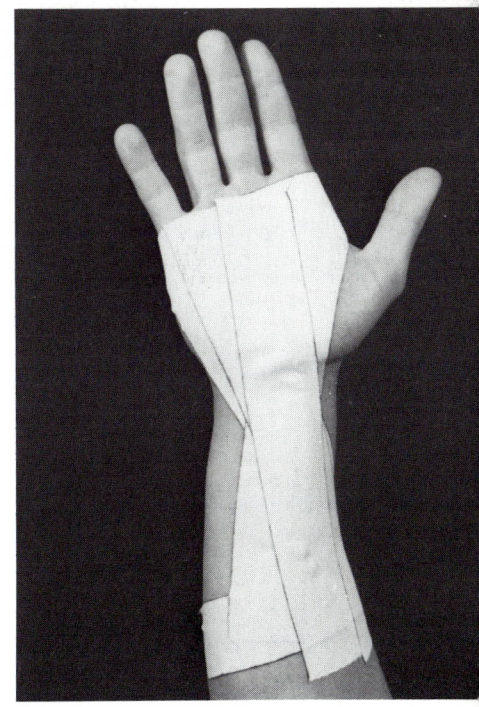

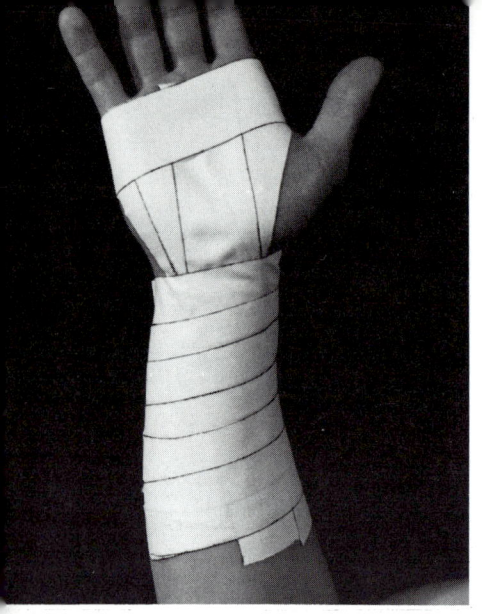

Die Streifen werden nun auf dem ersten Anker mit einem weiteren Streifen gesichert.

Am Unterarm erfolgt die Sicherung durch weitere Streifen, die, an der Dorsalseite offen, halb überlappend von distal nach proximal angebracht werden.

Bei Mehrbeanspruchung der Tapekonstruktion ist das Anlegen einer Bandage zum Vergrößern der Stabilität erforderlich!

Ellbogengelenk – Unterarmmuskulatur

Verletzungen des ventralen Kapselbandapparates des Ellbogengelenkes.
Verletzung der Unterarmbeugemuskulatur

Funktion: Einschränkung der Ellbogenstreckfähigkeit.
Ausgangsstellung: Beugestellung des Ellbogens.
Materialien: 3,8 cm breites Tape,
                  Polstermaterial.

Um die Gefäße und Nerven in der Ellenbeuge zu schützen, muß diese ausreichend gepolstert werden. Wenn das Polstermaterial eine Klebeschicht aufweist, darf diese nicht auf die Haut zeigen, sondern nach außen.

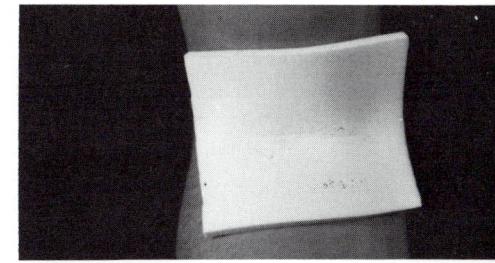

Es werden zwei an der Rückseite offene Anker verwendet. Der proximale liegt etwa 15 cm körperwärts der Ellenbeuge, der zweite liegt etwa 15 cm distal der Ellenbeuge am Unterarm.

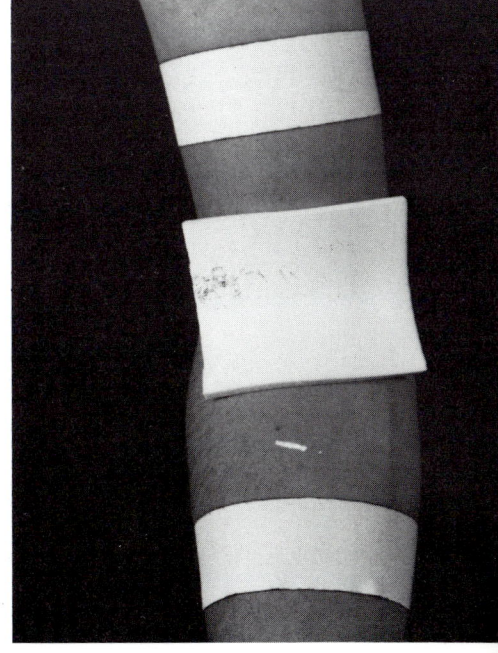

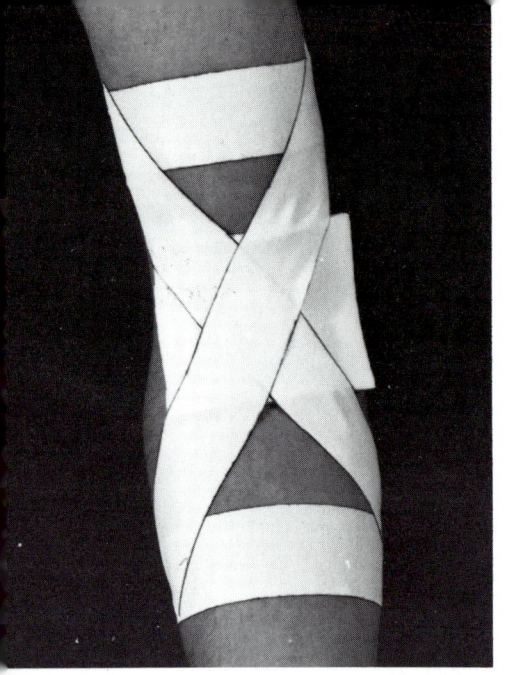

Der Unterarm wird nun in der gewünschten Stellung gehalten. Der erste Tapestreifen verläuft von der Innenseite des Oberarmes schräg zur Speichenseite des Unterarmes. Der zweite Tapestreifen läuft von der Außenseite des Oberarmes zur Ellenseite des Unterarmes.
Beide Streifen überkreuzen einander in der Ellenbeuge.

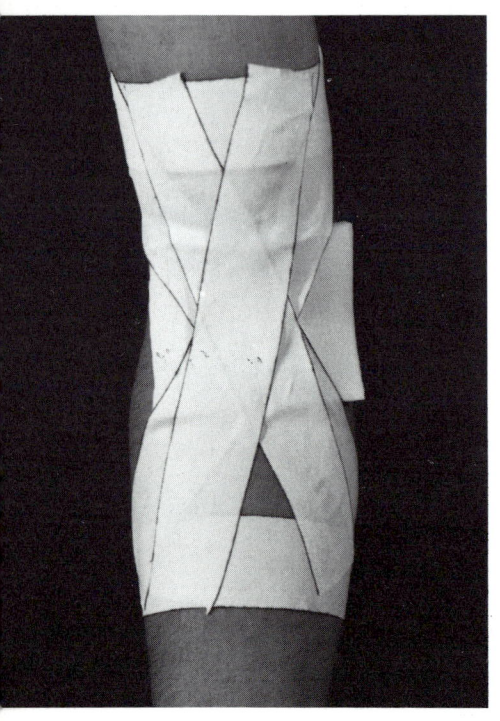

Die beiden nächsten Streifen schneiden einander in einem spitzeren Winkel. Die Vorderseite des Oberarmes ist nun vollständig mit Tape bedeckt. An der Beugeseite des Unterarmes bleibt noch ein kleines Armdreieck frei.

Der letzte Tapestreifen wird längs über Ober-
und Unterarm gelegt. Er verläuft genau über
die Kreuzungsstelle der ersten vier Streifen.

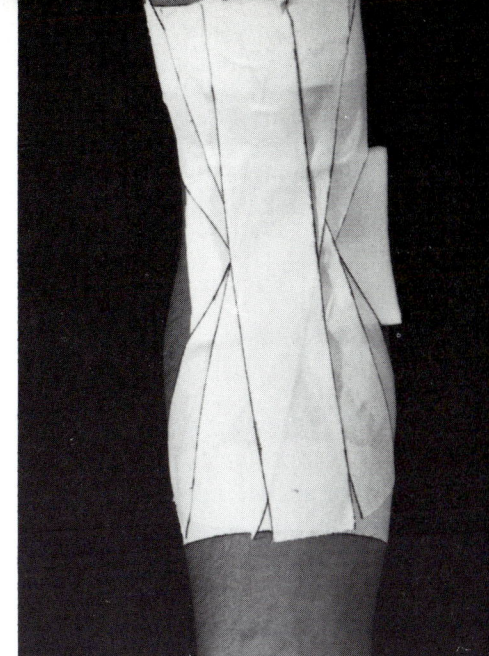

Nun wird die Konstruktion noch gesichert,
um den Oberarm werden von proximal nach
distal halb überlappend und an der Dorsalseite offen Fixationsstreifen gelegt. Am Unterarm tapet man von distal nach proximal. Die
Ellenbeuge selbst muß frei bleiben.
Auch hier kann man mit einer Bandage die
Tapetechnik sichern.

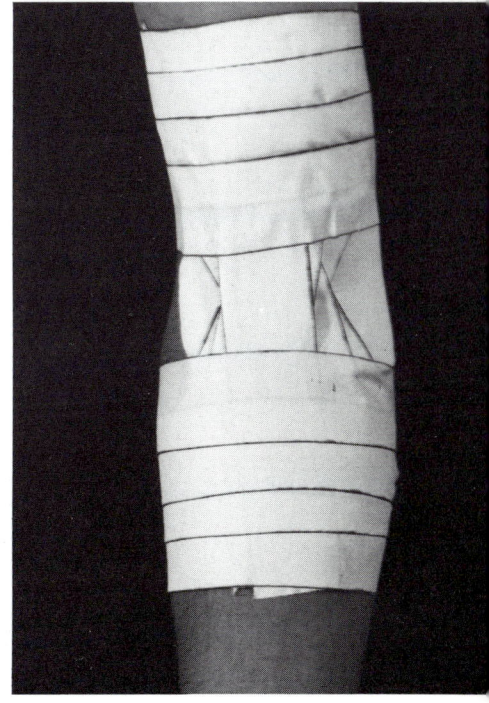

Erkrankungen der Unterarmstreckmuskulatur. Epicondylitis humeri radialis

Funktion: Entlastung der Unterarmstreckmuskulatur
Ausgangsstellung: Leichte Beugestellung des Unterarmes.
                     Dorsalextension der Hand.
Materialien: 3,8 cm breites Tape.

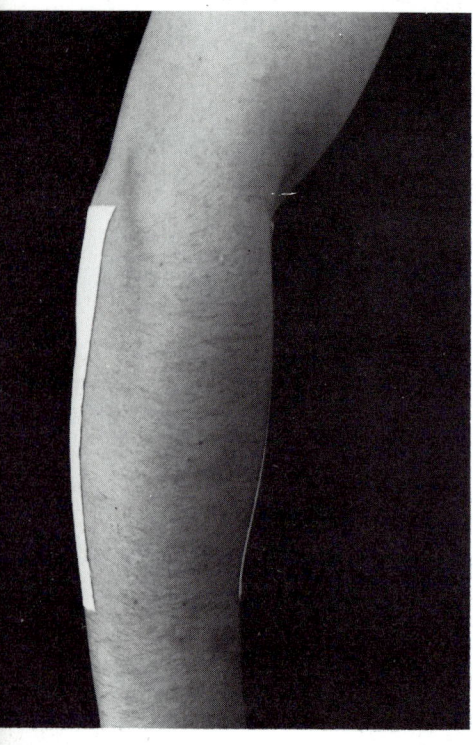

Zuerst werden zwei Anker angebracht. Der erste liegt an der Ventralseite des Unterarmes. Er verläuft von der Ellenbeuge, medial des Musculus brachioradialis nach distal und endet etwa 10 cm proximal des Handgelenkes.

Der zweite liegt an der Dorsalseite des Unterarmes. Er beginnt am Ellenhaken, läuft über die Ulna und endet auch etwa 10 cm proximal des Handgelenkes.

Der erste Tapestreifen beginnt am distalen Drittel des dorsalen Ankers. Von dort geht er nach proximal-ventral schräg in Richtung Ellenbeuge. Er endet etwa 3 cm distal der Ellenbeuge.

Der zweite Streifen beginnt am ventralen Anker und verläuft schräg nach proximal zum dorsalen Anker.

Beide Tapestreifen werden unter Zug angelegt.

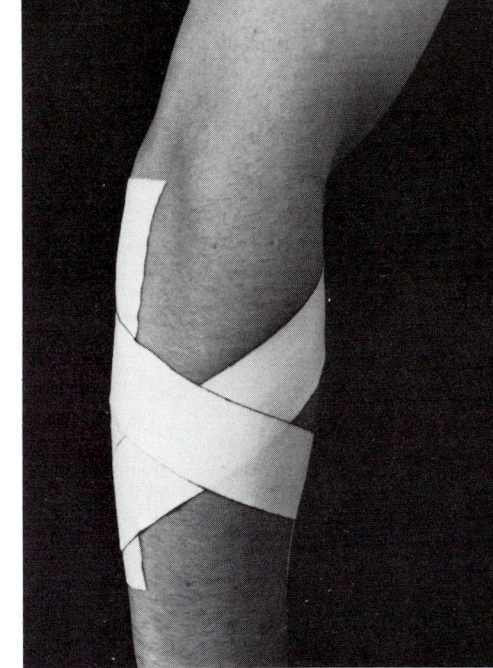

In gleicher Weise werden nach proximal hin weitere Fixationsstreifen angelegt bis der Ellenhaken erreicht ist. Die dorsal beginnenden Fixationsstreifen müssen dabei jeweils auf der gleichen Stelle distal der Ellenbeuge enden. Die ventral beginnenden Streifen können jeweils parallel gelegt werden. Auf diese Art und Weise entsteht ein Fischgrätenmuster.

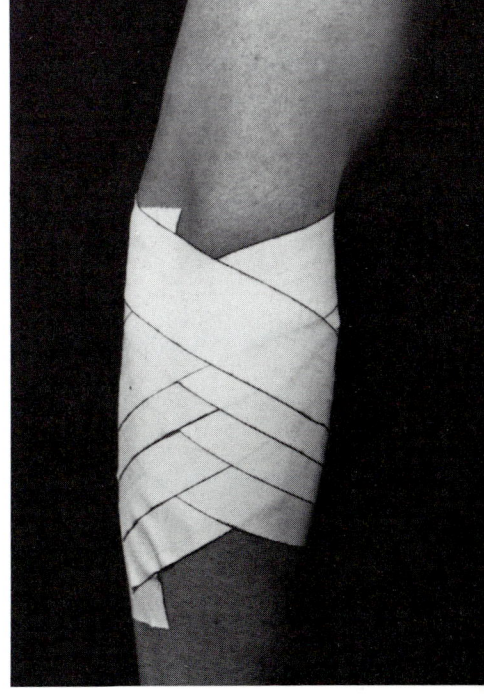

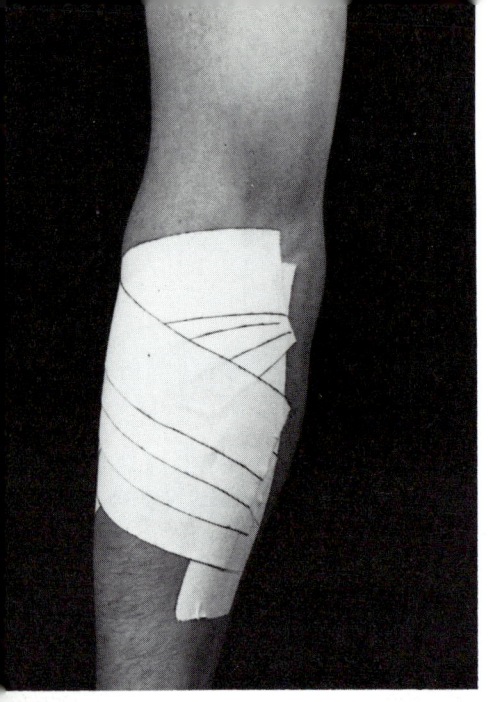

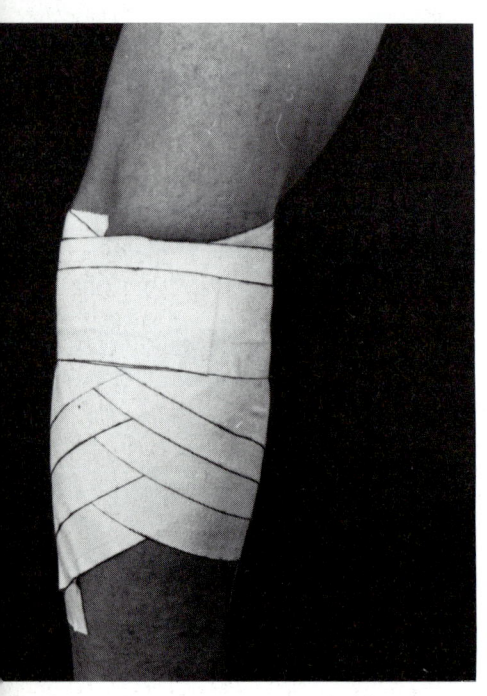

Ansicht von lateral.

Die Technik kann noch durch einen oder zwei zirkuläre Streifen verstärkt werden. Diese sollen möglichst knapp distal des Ellbogens angebracht werden. Beim Anlegen muß der Verletzte die Unterarmmuskulatur leicht anspannen.

Verletzung des Kapselbandapparates am Ellbogengelenk

Funktion: Stabilisierung des Ellbogengelenkes.
Ausgangsstellung: Der Ellbogen soll in 90 Grad Flexion und Neutralstellung zwischen Supination und Pronation gehalten werden.
Materialien: 3,8 cm breites Tape, Polstermaterial.

Zu allererst müssen das Olecranon, die Medialseite und die Lateralseite des Ellbogens gepolstert werden.

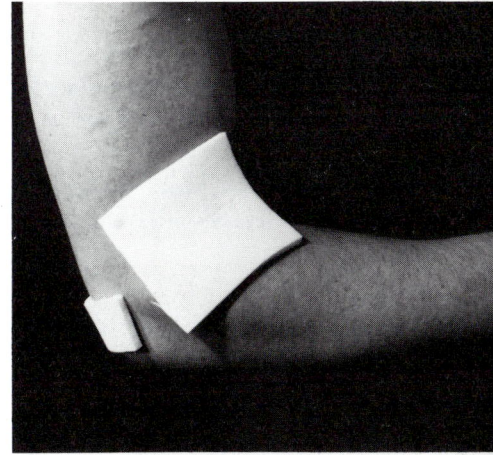

Der erste Tapestreifen bedeckt die Dorsalseite des proximalen Unterarmdrittels, das Olecranon und das distale Drittel des Oberarmes. Der zweite Tapestreifen beginnt an der Lateralseite in der Längsachse des Oberarmes, etwa 10 cm proximal des Ellbogens. Er umgreift das Olecranon und endet an der medialen Seite des Oberarmes ebenfalls etwa 10 cm oberhalb des Ellbogens.

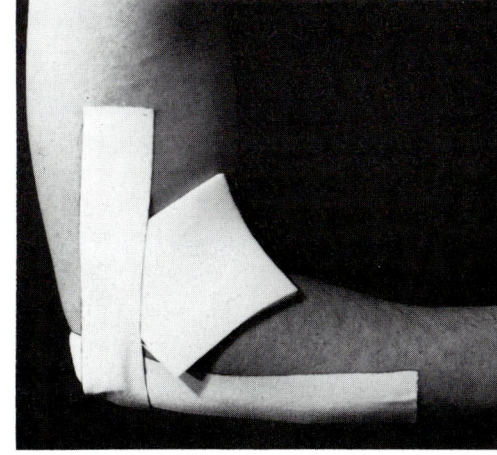

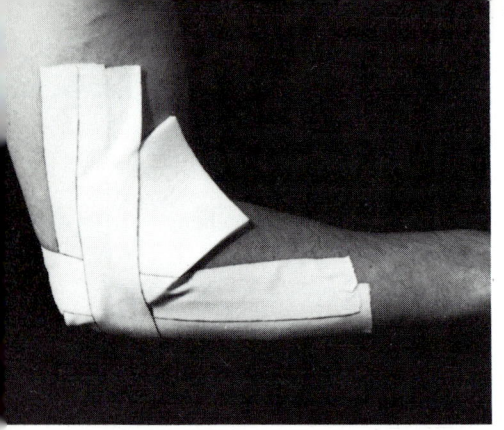

Weitere Tapestreifen werden halb überlappend über dem ersten in gleicher Weise angelegt bis zur ventralen Seite des Oberarmes. Die Tapetechnik kann am besten gesichert werden mit einer Bandage, damit die Stabilität der Konstruktion gewährleistet ist (siehe auch folgendes Bild u. s. S. 200).

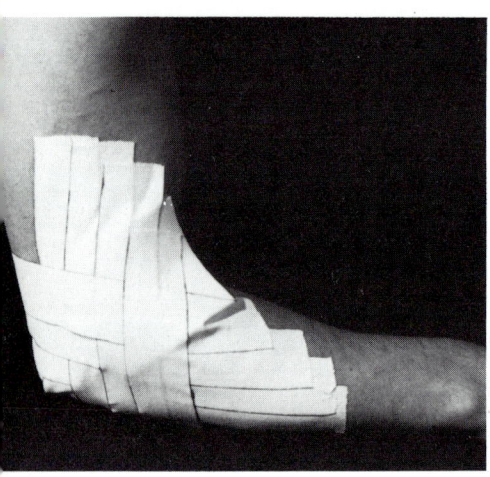

Schultergelenk – Schultergürtel

Verletzungen des Acromioclaviculargelenkes

Funktion: Stabilisierung des distalen Teils der Clavicula im AC-Gelenk.

Ausgangsstellung: Der Patient sitzt. Der Arm sollte in leichter Abduktion gehalten werden.

Materialien: 3,8 cm breites Tape.

Es werden zwei Anker gelegt. Der erste liegt am Oberarm etwa 20 cm unterhalb des Schultereckgelenkes. Der Anker läuft nicht zirkulär. Der zweite Anker wird über den medialen Rand des Schulterblattes über die Schulter nach ventral bis zum mittleren Teil des Musculus pectoralis major angelegt.

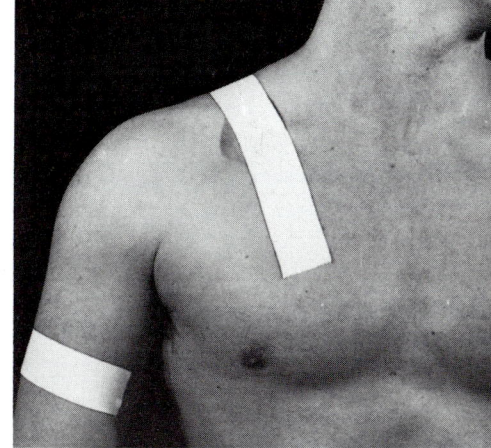

Der erste Tapestreifen verläuft von der ventralen Seite des ersten Ankers nach proximal. Er überkreuzt dabei das AC-Gelenk und endet auf dem dorsalen Teil des zweiten Ankers.

Der zweite Streifen beginnt an der Dorsalseite des ersten Ankers. Auch er überkreuzt das AC-Gelenk und endet an der ventralen Seite des zweiten Ankers.

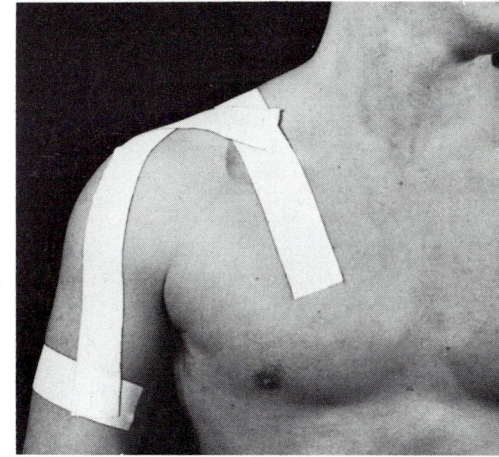

145

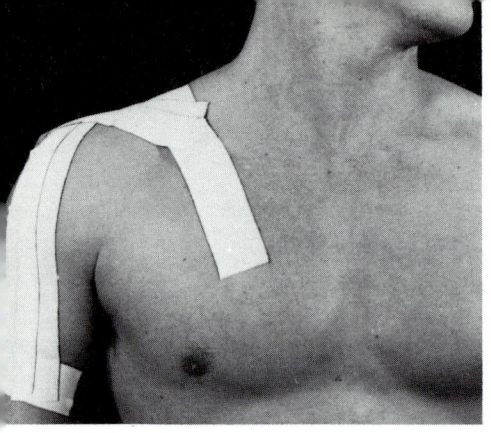

In gleicher Weise werden zwei weitere Tapestreifen angebracht. Sie überlappen die ersten
zur Hälfte und liegen beide mehr nach lateral.
Die vier Streifen sollen sich über dem Schul-
tereckgelenk kreuzen.

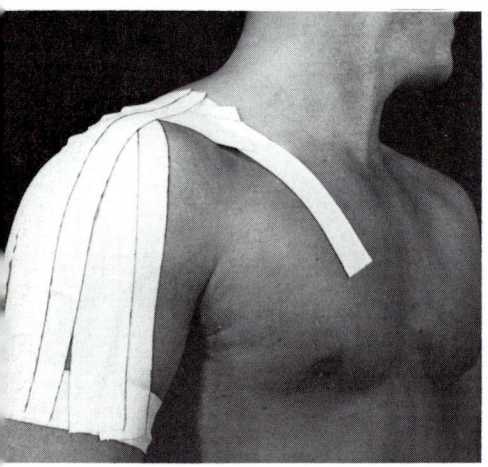

Nun werden noch zwei weitere Tapestreifen
angelegt. Diese beginnen an der lateralen
Seite des distalen Ankers. Sie verlaufen in der
Längsachse des Armes über das Acromiocla-
viculargelenk und die Schulter zum proximalen Anker.

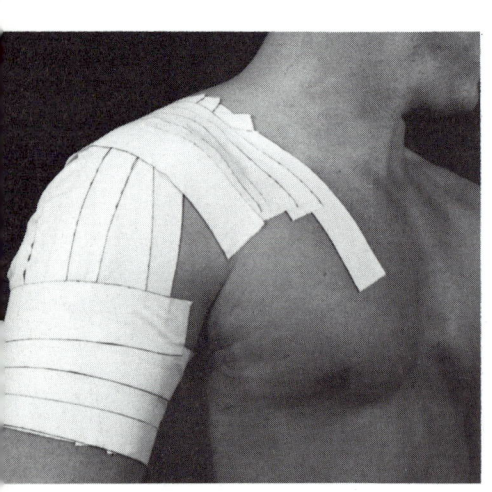

Schließlich werden die Tapestreifen mit Fixationsstreifen gesichert. Diese werden halb
überlappend angebracht.
Man kann die Beweglichkeit des Schulterge-
lenkes im Abduktionssinne einschränken.
Der am Thorax gelegene Anker muß dann bis
zur Mamilla reichen.
Die zuletzt angebrachten Sicherungsstreifen
liegen nicht am Arm, sondern führen über die
Achselfalte zum Thorax. Hier enden sie am
proximal gelegenen Anker.

Brustkorb

Rippenprellung, Rippenfraktur

Funktion: Unterstützung einer Rippe.
                            Entlastung der Zwischenrippenmuskulatur.
Ausgangsstellung: Lateralflexion zur verletzten Seite.
Materialien: 3,8 cm breites Tape.

Es werden 2 Anker verwandt. Der erste Anker liegt cranial 2 Rippen über der verletzten Rippe, der 2. Anker 2 Rippen caudal von dieser. Sie verlaufen beide parallel zu den Rippen.

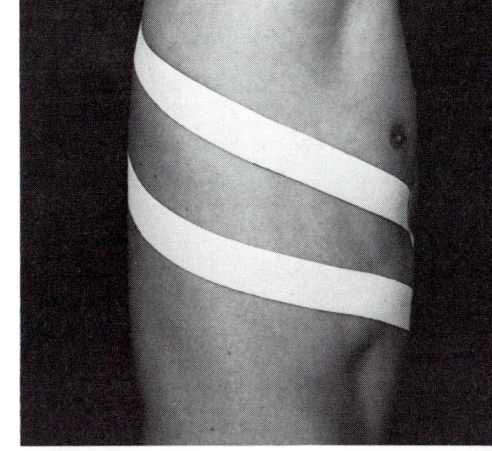

Zunächst legt man einen Tapestreifen von der medialen Seite des proximalen Ankers schräg nach latero-distal zum distalen Anker an. Der zweite Tapestreifen läuft von der medialen Seite des distalen Ankers schräg zum proximalen Anker. Die beiden Tapestreifen überkreuzen sich in Höhe der verletzten Rippe. Halb überlappend werden weitere Tapestreifen angelegt. Es bildet sich ein Fischgrätenmuster. Es wird getapet, bis die verletzte Stelle bedeckt ist.

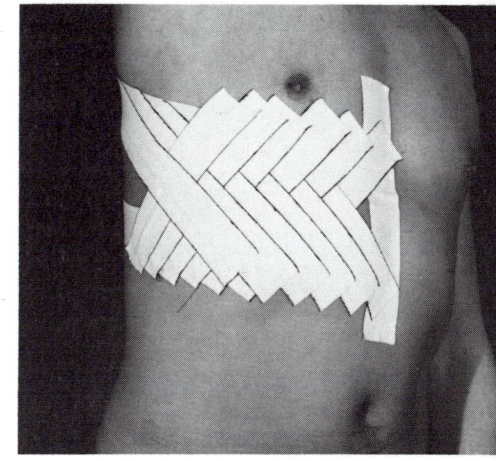

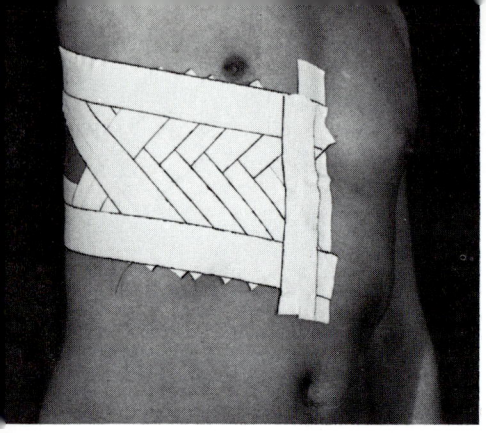

Schließlich werden die Tapestreifen durch Fixationsstreifen auf den Ankern fixiert. Eventuell könnte man die Tapetechnik durch eine breite Wickelung unterstützen.

Bandagetechniken bei speziellen Indikationen

Bandagen haben das Ziel, verletzte Strukturen zu schützen oder zu entlasten. Ebenso können sie angewandt werden zur Prävention von Verletzungen. In diesem Fall ist die Unterstützung von gefährdeten Strukturen das Ziel.

Wie beim Tapen ist auch beim Anlegen einer Bandage die exakte Kenntnis der anatomischen Strukturen und der Verletzung unerläßlich. Eine in richtiger Art und Weise angelegte Bandage ist sehr hilfreich.

Auf dem Markt sind die verschiedensten Bandagen erhältlich. Jede hat ihre eigenen charakteristischen Eigenschaften. Die Bandagen unterscheiden sich in ihrer Dehnbarkeit und Stärke. Die Breiten der Bandagen reichen von 1½ cm bis 20 cm. Es gibt klebende und nichtklebende Bandagen.

Die Vorteile der selbstklebenden Bandagen sind:
- Keine Verschieblichkeit auf der Haut.
- Keine Verschieblichkeit der einzelnen Wickelungen gegeneinander.
- Die Festigkeit der Bandage ist wesentlich größer.

Nachteile der klebenden Bandagen sind:
- Sie sind nur einmal zu verwenden und deshalb sehr unökonomisch.
- Sie können eine allergische Hautreaktion auslösen.

Wenn mit der Bandage eine Teilimmobilisation erreicht werden soll, ohne daß eine Tapeverband angelegt wird, empfiehlt sich die Verwendung einer Klebebandage. Auch beim Bandagieren konischer Strukturen, wie z. B. des Unterschenkels sowie im Bereich von Gelenken, sollten klebende Bandagen angewandt werden. Klebende Bandagen sind außerdem empfehlenswert, wenn der Verband über längere Zeit belassen werden soll.

Nichtklebende Bandagen finden ihre Anwendung vorwiegend in der Sicherung von Tapetechniken. Weiterhin werden sie bei Salbenverbänden benutzt sowie bei der breiten Wickelung der Brust- und Lendenwirbelsäule.

Die Festigkeit einer nichtklebenden Bandage kann durch eines der handelsüblichen Klebesprays erhöht werden. Diese werden auf die Haut aufgesprüht. Die Verschieblichkeit der Bandage gegenüber der Haut ist damit aufgehoben. Die einzelnen Bandagewickelungen bleiben jedoch weiterhin gegeneinander verschieblich. Durch die Verwendung einer Klebebandage läßt sich eine größere Stabilität erreichen.

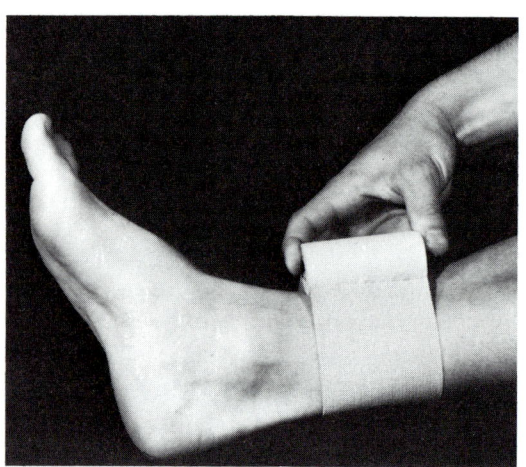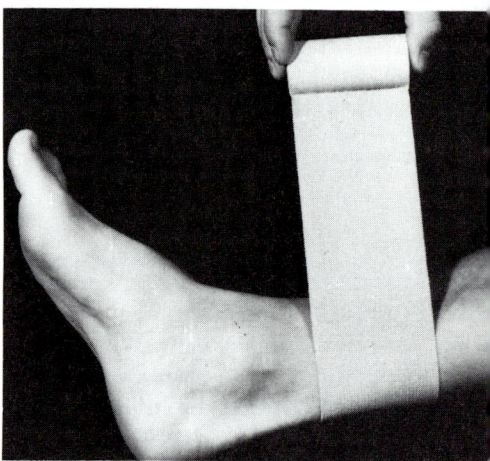

Eine Bandage läßt sich mit unterschiedlicher Spannung anlegen. Bei einem reinen Salbenverband z. B. kann die Bandage ohne Zug abgerollt werden. Ist eine Kompression oder Teilimmobilisation erwünscht, muß die Bandage unter Zug angebracht werden. Auf der Abbildung *links* wird eine Bandage ohne Zug angelegt. Sie läuft direkt von der Rolle auf die Haut. Auf der Abbildung *rechts* wird eine Bandage unter Zug angelegt. Je nach Ausmaß der erwünschten Kompression oder Teilimmobilisation wechselt der Zug mit dem die Bandage angelegt wird.

Wie bei jedem Verband muß auch beim Anlegen einer Bandage darauf geachtet werden, daß die Rolle von der Haut wegzeigt. Bei manchen Klebebandagen ist dies leider nicht möglich, da die Klebeschicht dieser Bandagen auf der Innenseite der Rolle liegt.

Im folgenden Kapitel werden Bandagetechniken für verschiedene Gelenke gezeigt. Viele dieser Techniken werden als Fixation einer Tapetechnik angewandt. Manche aber können aber auch ohne Taping angelegt werden.

Es gibt mehrere Gründe eine Bandage über eine Tapetechnik anzulegen:
– Schutz vor Witterungseinflüssen.
– Schutz vor äußerer Gewalteinwirkung
  (z. B. Kontaktsportarten wie Fußball, Handball, Basketball, Rugby, etc.).
– Zusätzliche Fixierung von Tapetechniken über Gelenken mit großen Bewegungsumfängen (z. B. Knie- und Ellbogengelenk).

Die obengenannten Indikationen gelten nicht nur für den sportlichen Bereich, sondern auch für den normalen Arbeits- und Freizeitbereich.

Verbandklammern (Schwiegermütter) sollen bei Sportbandagen nicht angewandt werden.

Generell werden vier verschiedene Bandagen und Tapes unterschieden:

1. Präventivbandagen
   Sie sollen Verletzungen und Schäden verhindern. Sie werden meistens in Kombination mit einer Tapetechnik angelegt.
2. Stützbandagen
   Diese sollen verletzte Strukturen entlasten. Auch sie werden meistens in Kombination mit einer Tapetechnik angelegt.
3. Kompressionsbandagen
   Sie sollen im Akutstadium einer Verletzung (Distorsion, Kontusion oder Muskelriß) das Auftreten einer Schwellung verhindern.
4. Immobilisierende Bandagen
   Sie sollen in der postakuten Phase die verletzten Strukturen (teil-)immobilisieren, eventuell in Kombination mit einer Tapetechnik.

Untere Extremität

Fußgelenke – Unterschenkelmuskulatur

Verletzungen des Ligamentum calcaneofibulare

Funktion: Unterstützung und Entlastung des Ligamentum calcaneofibulare.

Ausgangsstellung: Der Fuß soll in Neutralstellung gehalten werden.

Materialien: Klebebandagen von 6 oder 8 cm Breite.

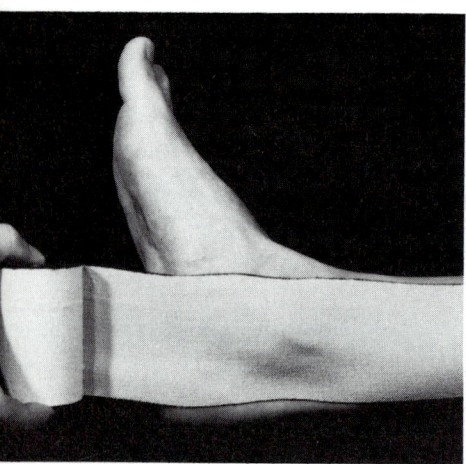

Diese Bandagetechnik beginnt etwa 20 cm oberhalb des medialen Malleolus an der Innenseite des Unterschenkels. Vom Unterschenkel verläuft sie in der Lächsachse des Unterschenkels nach distal und überkreuzt die Fußsohle.

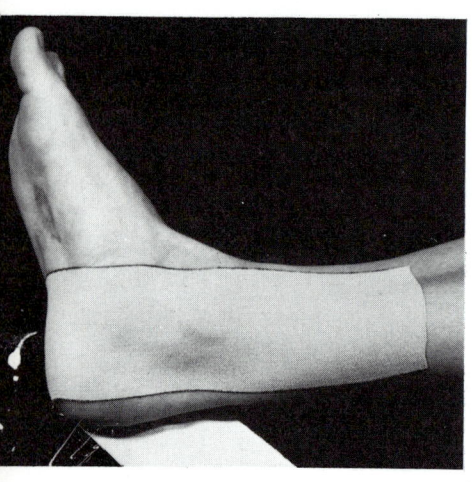

Von der lateralen Seite des Fußes geht sie schräg nach proximal, dorsal des Außenknöchels um die Achillessehne.

Dann wird eine zirkuläre Binde knapp proximal des Gelenkspaltes des oberen Sprunggelenkes am Unterschenkel angebracht. Diese umgreift die Achillessehne.

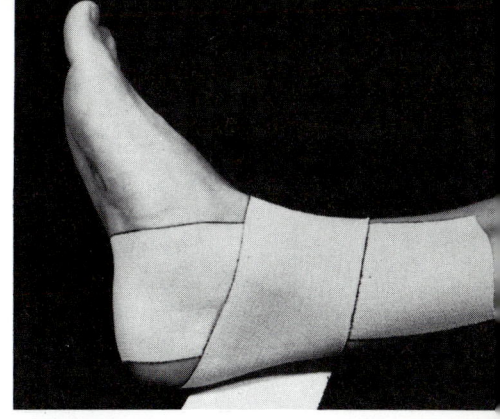

Von der medialen Seite des Unterschenkels führt die Bandage von der Achillessehne schräg nach distal, dorsal des Innenknöchels. Sie überkreuzt die Fußsohle.

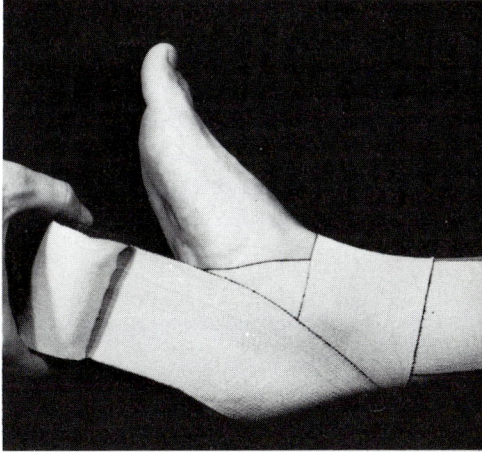

Sichert man insbesondere das Ligamentum talofibulare anterius, dann soll man die Bandage von der Außenseite des Fußes über den Gelenkspalt des oberen Sprunggelenkes kreuzend anbringen. Dieses soll unter Zug erfolgen.

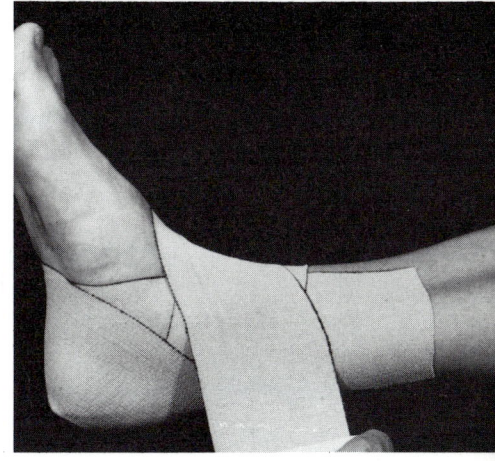

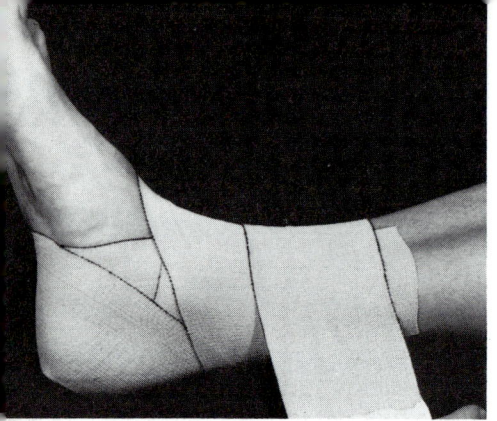

Schließlich wird die Technik beendet durch zirkuläre, halb überlappende Wickelungen am Unterschenkel bis etwa 20 cm oberhalb der Knöchel.

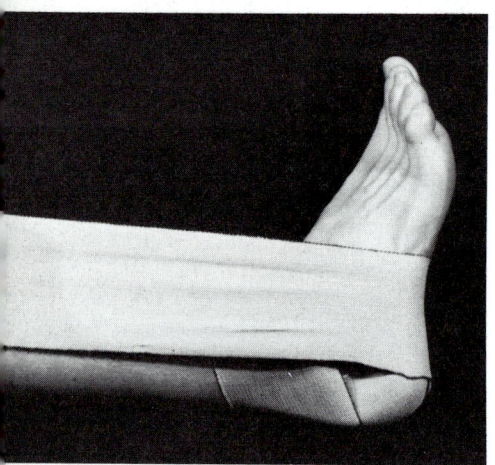

Sichert man das Ligamentum calcaneofibulare, dann wird die Bandage von der lateralen Seite des Fußes in der Längsachse des Unterschenkels nach proximal unter Zug angebracht. Sie endet etwa 20 cm oberhalb des Malleolus lateralis.

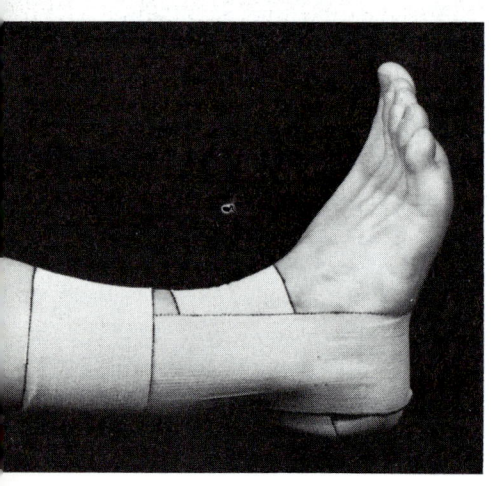

Schließlich wird das Ende der Bandage mit einem zirkulären oder mit einem *nicht* zirkulären Tapestreifen am Unterschenkel gesichert.

Distorsion des Sprunggelenkes

Funktion: Kompression des Sprunggelenkes.
Ausgangsstellung: Der Fuß soll in Neutralstellung gehalten werden.
Materialien: Klebebandagen (auch nicht klebende Bandagen sind geeignet).

Die Bandagetechnik beginnt an der Außen-seite des Unterschenkels etwa 15 bis 20 cm oberhalb des lateralen Malleolus. Sie führt über die Schienbeinvorderkante schräg nach distal bis zum medialen Malleolus und zur Achillessehne.

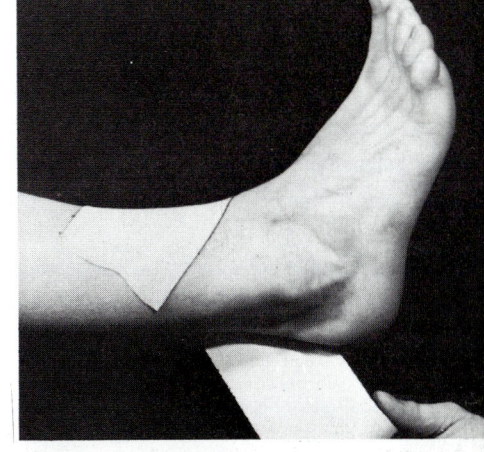

Dann verläuft sie um die Achillessehne schräg nach distal, dorsal des lateralen Malleolus zum Außenrand des Fußes. Sie verläuft unter der Fußsohle über den medialen Fußrand zur medialen Seite des Unterschenkels.

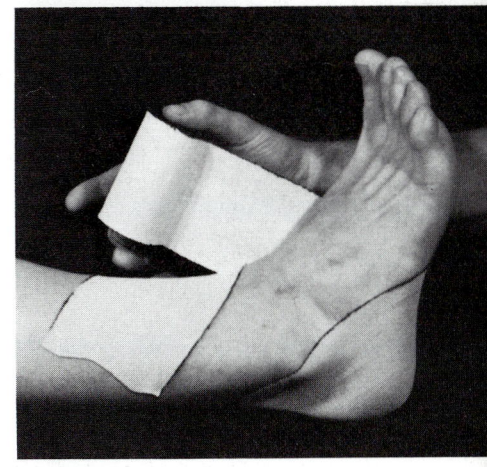

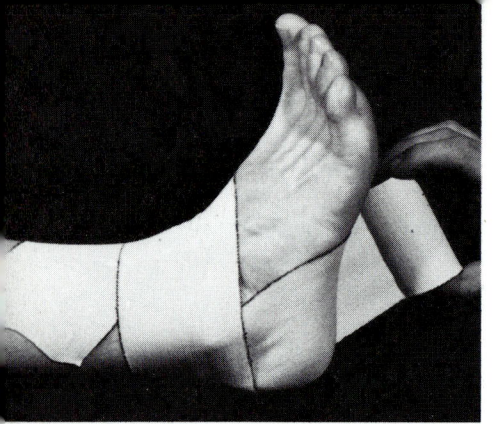

Die Bandage umgreift den Unterschenkel, dabei die beiden Malleoli knapp bedeckend. Dann verläuft sie um die Achillessehne schräg nach distal, dorsal des Innenknöchels zum medialen Fußrand.

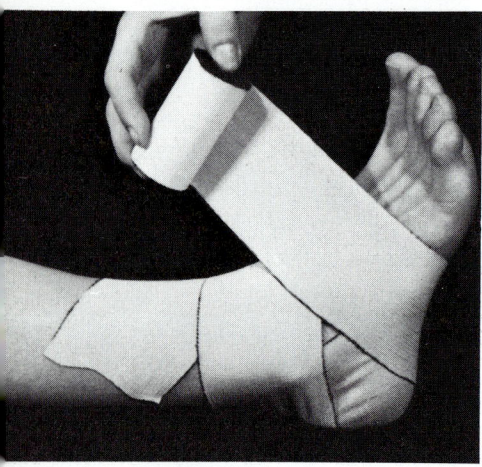

Vom lateralen Fußrand wird eine zirkuläre Binde um den Fuß gelegt.

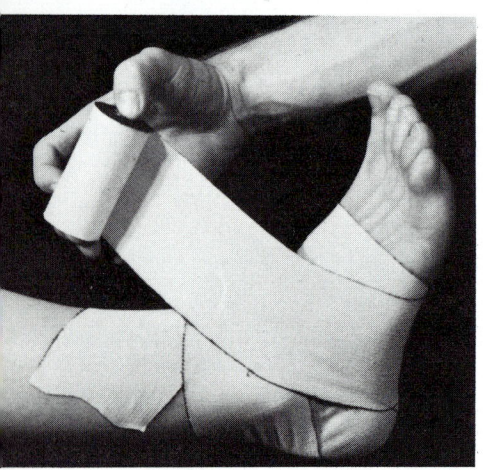

Halb überlappend wird eine weitere zirkuläre Binde um die Fußwurzel angebracht.

Nun wird mit einer halb überlappenden Binde
die Ferse bedeckt.

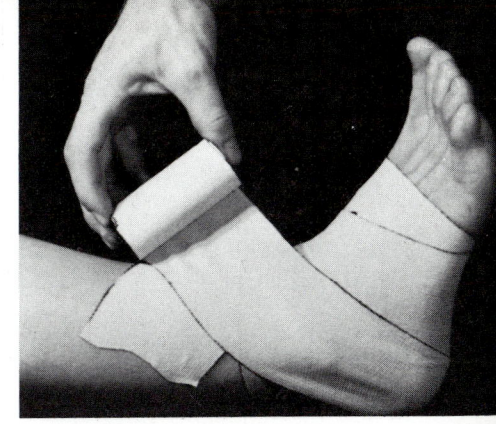

Schließlich wird die Bandagetechnik durch
zwei oder drei zirkuläre Binden am Unterschenkel vervollständigt.

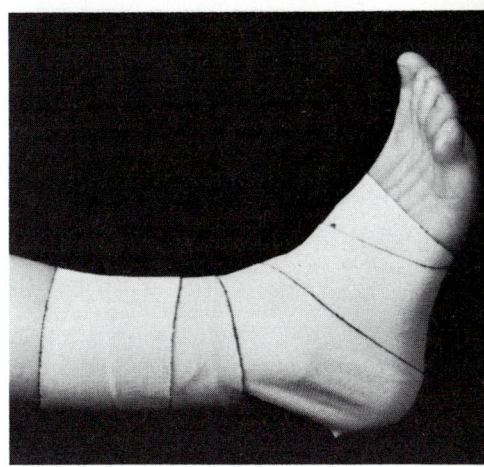

Bandverletzungen des Sprunggelenkes

Funktion: Entlastung des Bandapparates des Sprunggelenkes (evtl. auch präventiv).

Ausgangsstellung: Der Fuß soll in Neutralstellung gehalten werden.

Materialien: Klebebandagen von 6 oder 8 cm Breite.

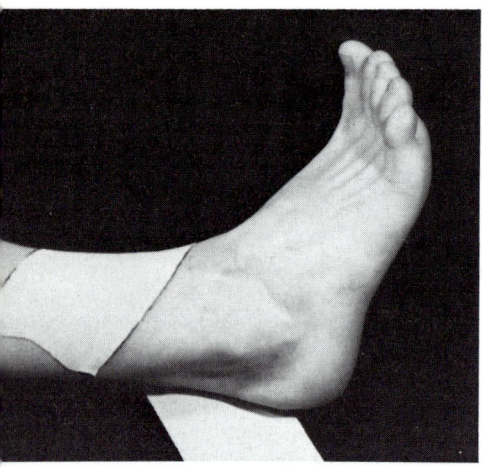

Die Bandagetechnik beginnt an der Außenseite des Unterschenkels etwa 15 bis 20 cm oberhalb des lateralen Malleolus. Sie führt über die Schienbeinvorderkante schräg nach distal bis zum medialen Malleolus und zur Achillessehne.

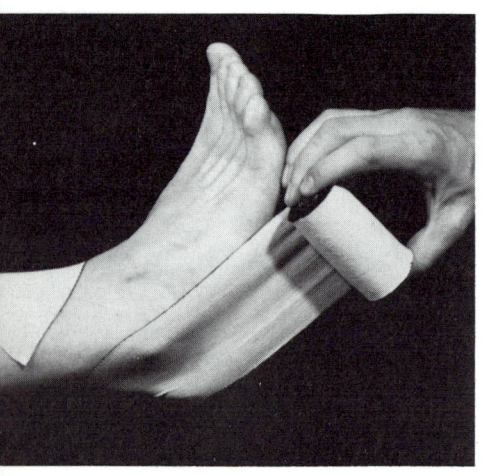

Dann verläuft sie um die Achillessehne schräg nach distal, dorsal des lateralen Malleolus zum Außenrand des Fußes.

Nun führt die Bandage unter der Fußsohle zum medialen Fußrand. Von dort überkreuzt sie das Sprunggelenk und wird nach proximal geführt, wobei sie den Unterschenkel quer kreuzt.

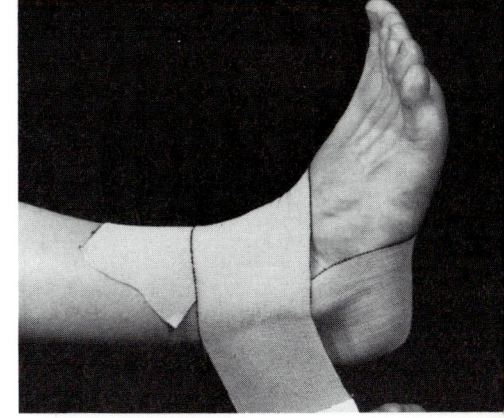

Schließlich verläuft sie um die Achillessehne schräg nach distal, dorsal des Innenknöchels zum medialen Fußrand.

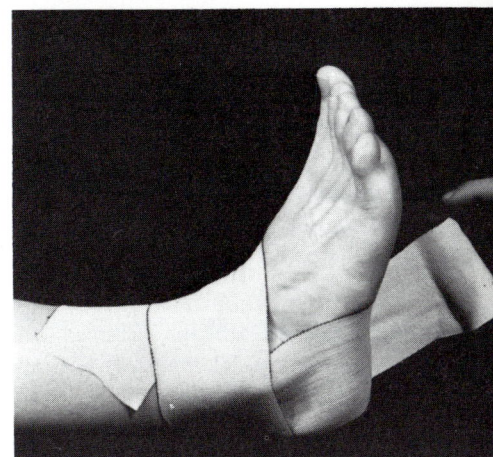

Vom medialen Fußrand führt die Bandage unter der Fußsohle zum lateralen Fußrand. Vom lateralen Fußrand läuft die Bandage nach proximal, wobei sie das Sprunggelenk überkreuzt.

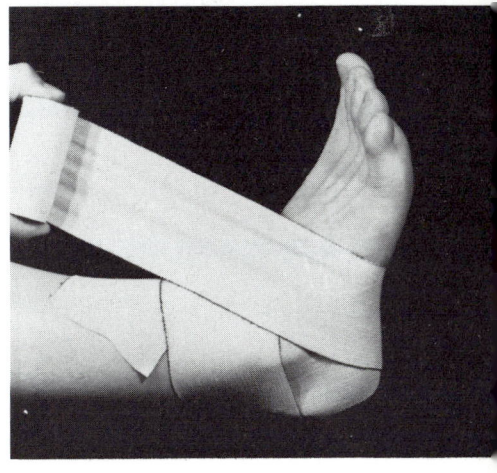

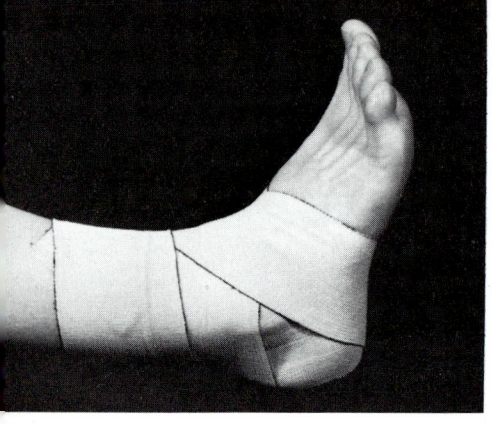

Schließlich wird die Bandage mit zwei zirkulären Binden am Unterschenkel vervollständigt.

Reizzustand der Achillessehne
Verletzungen der Wadenmuskeln

Funktion:	Entlastung der Achillessehne und der Wadenmuskulatur. Einschränkung der Dorsalextension.
Ausgangsstellung:	Der Fuß soll in leichter Plantarflexion gehalten werden.
Materialien:	Klebebandagen von 6 oder 8 cm Breite.

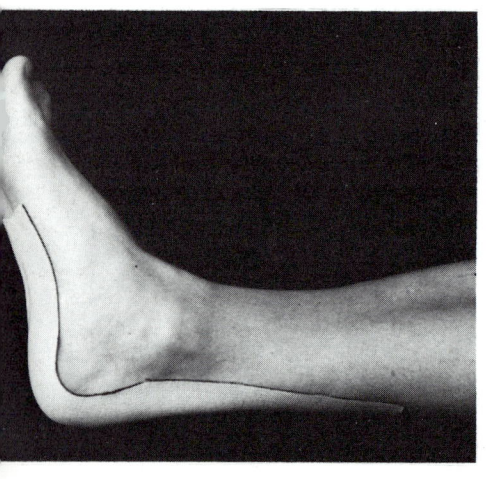

Der erste Bandagestreifen beginnt knapp proximal der Fußballen an der Fußsohle. Er verläuft in der Längsachse des Fußes über die Ferse, dann in der Längsachse des Beines nach proximal bis etwa 20 cm oberhalb der beiden Malleoli. Dieser Streifen soll unter Zug angebracht werden.

Der zweite Streifen läuft steigbügelartig. Er beginnt 20 cm oberhalb des Malleolus an der Innenseite des Unterschenkels und endet lateral in derselben Höhe.

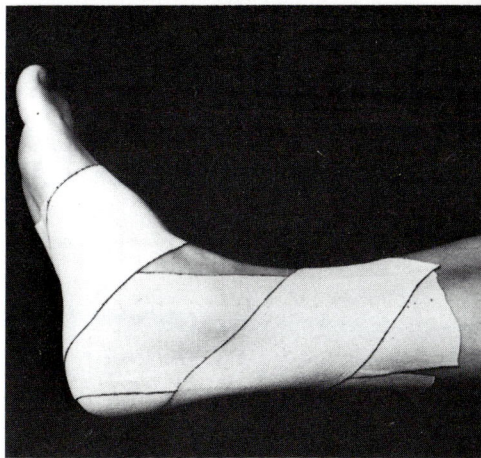

Der dritte Bandagestreifen beginnt an der lateralen Seite des Fußrückens. Er führt zum medialen Fußrand schräg unter die Fußsohle nach lateral. Von dort verläuft er schräg nach proximal, dorsal des Außenknöchels, geht um die Achillessehne und führt schräg nach proximal, wo er etwa 20 cm oberhalb des Malleolus medialis endet.

Der vierte Bandagestreifen verläuft spiegelbildlich zum dritten. Er beginnt an der medialen Seite des Fußrückens und endet an der lateralen Seite des Unterschenkels.

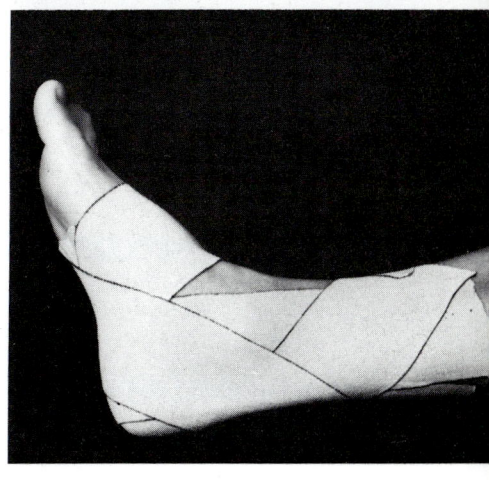

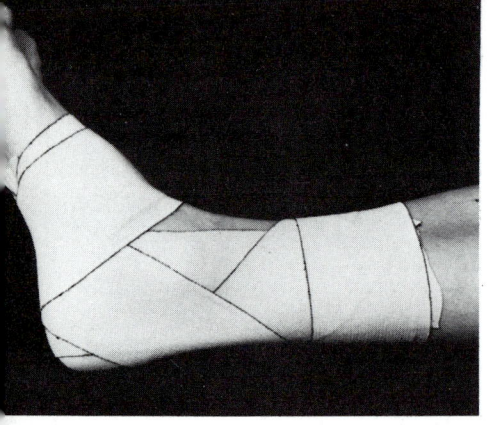

Schließlich werden die vier Bandagestreifen am Fuß und am Unterschenkel mit einer zirkulären Bandagebinde gesichert. Diese zirkuläre Binde darf nicht unter Zug angebracht werden. Diese Technik kann man nur mit Klebebandagen anlegen.

Haematom am Unterschenkel
Ursprungstendinose des Musculus tibialis posterior (Shin Splints)

Funktion: Kompression.
Entlastung des Musculus tibialis posterior.
Ausgangsstellung: Der Fuß soll in Neutralstellung gehalten werden.
Materialien: Klebebandagen (Breite: 6 oder 8 cm).

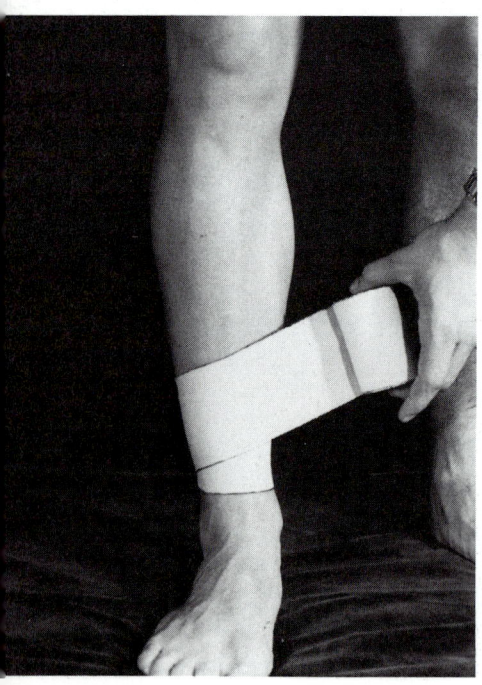

Die Bandagetechnik beginnt an der Lateralseite des Unterschenkels knapp proximal der beiden Malleoli und verläuft quer über die vordere Seite des Unterschenkels. Man wikkelt einmal zirkulär, dann führt die Bandage von der lateralen Seite des Unterschenkels schräg nach proximal zur medialen Seite.

162

Die nächsten Wickelungen werden halb überlappend über der ersten schräg verlaufenden
angebracht. Diese Wickelungen dürfen nicht
unter festem Zug angebracht werden. Dies
könnte zu einer Stauung distal führen.

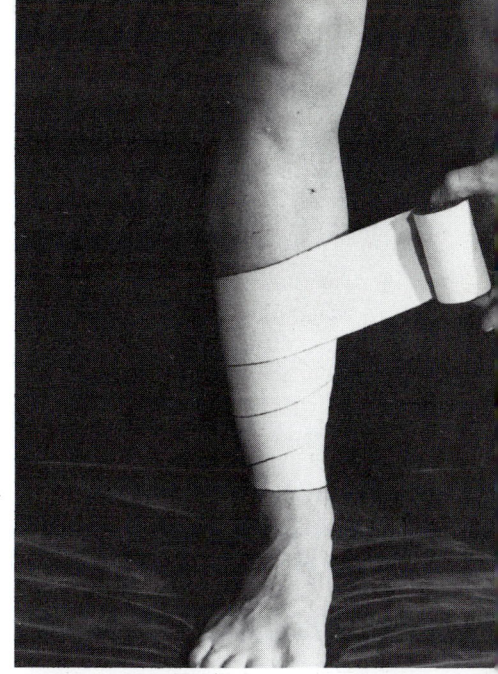

Man beendet die Bandage, indem man eine
letzte zirkuläre Wickelung knapp distal der
Tuberositas tibiae horizontal anbringt.

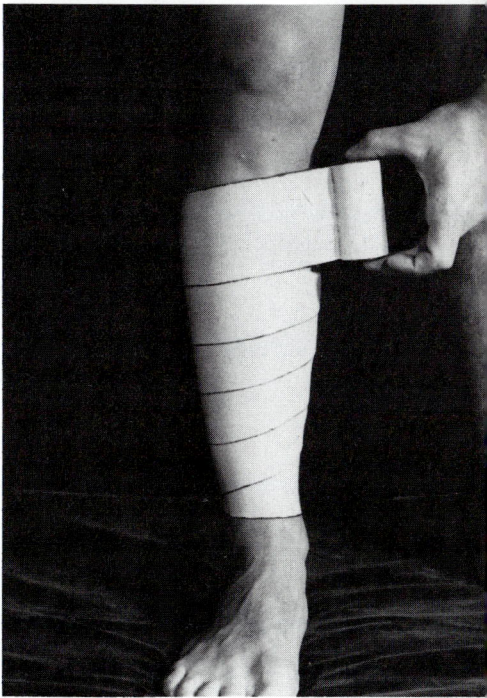

Haematom im Bereich des Unterschenkels
Ursprungstendinose des Musculus tibialis posterior (Shin Splints)

Funktion: Kompression.
                            Entlastung des Musculus tibialis posterior.
Ausgangsstellung: Der Fuß soll in Neutralstellung gehalten werden.
Materialien: Klebebandagen (Breite: 6 oder 8 cm).

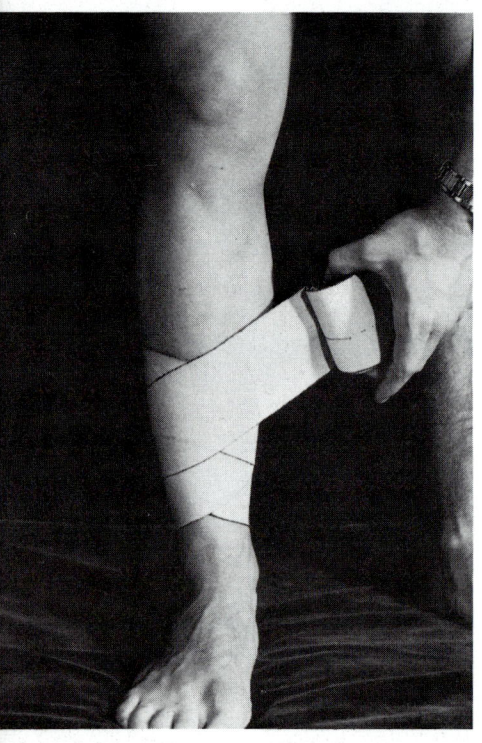

Diese Bandagetechnik kann man auch mit nichtklebenden Bandagen anlegen. Sie beginnt knapp proximal der beiden Malleoli an der lateralen Seite des Unterschenkels. Die Bandage verläuft schräg nach distal, überkreuzt an der dorsalen Seite die Achillessehne und führt über die laterale Seite des Unterschenkels schräg nach proximal und dorsal.

Dann läuft sie wieder horizontal über die dorsale Seite des Unterschenkels nach lateral. Von dort läuft sie nach medial und proximal, die erste Wickelung halb überlappend. Hierbei entsteht ein Fischgrätenmuster.

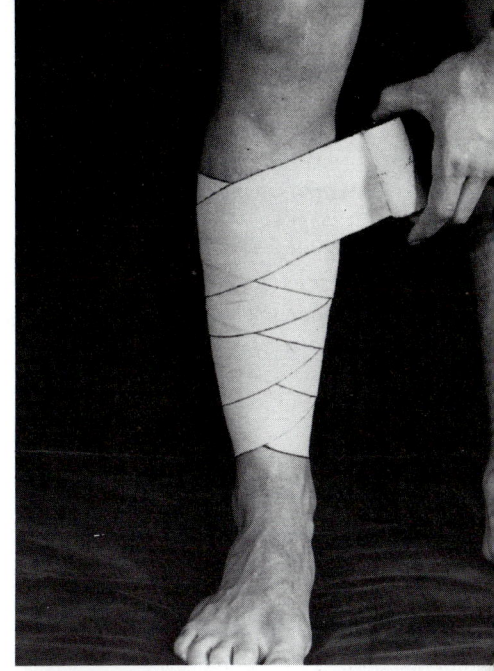

Die nächsten Wickelungen werden in gleicher Weise angebracht. Hierbei geht man von distal nach proximal. Die Bandagetechnik wird knapp distal des Kniegelenkes beendet. Hier wird sie mit einem Tapestreifen fixiert.

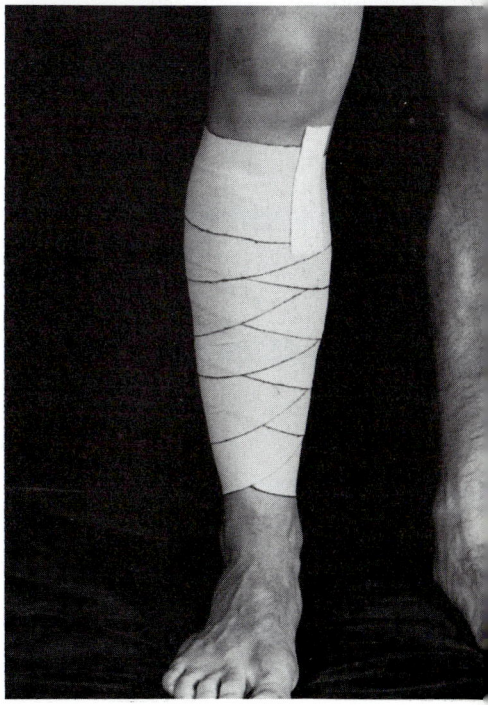

(Teil-)Rupturen der Wadenmuskulatur (Coup de Fouet)

Funktion: Entlastung der Wadenmuskulatur.
                        Fixation der Tapetechnik (s. S. 71).
Ausgangsstellung: Der Fuß soll in leichter Plantarflexion gehalten werden (Fersenunterlage).
Materialien: Klebebandagen (Breite: 4, 6 oder 8 cm).

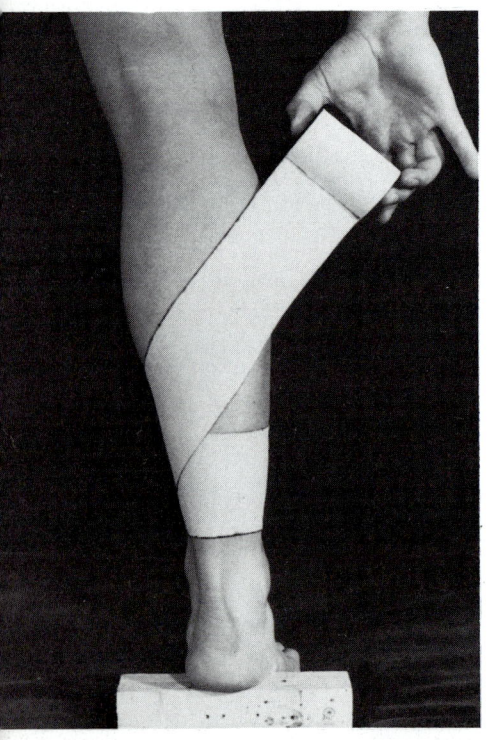

Die Bandagetechnik beginnt an der medialen Seite des Unterschenkels, knapp proximal der beiden Malleoli. Hier wird eine zirkuläre Wickelung angelegt. Sie verläuft über die dorsale Seite des Unterschenkels nach lateral, dann über die ventrale Seite wieder nach medial. Von der medialen Seite verläuft die Bandage schräg nach proximal. Hier soll die Bandage so angelegt werden, daß sie etwa 3 bis 4 cm unterhalb der Verletzungsstelle liegt.

Nun wird knapp distal des Kniegelenkes und der Tuberosita tibiae einmal zirkulär um den Unterschenkel gewickelt.

Man soll darauf achten, daß die Patellasehne nicht bedeckt wird, da sonst Reizungen auftreten könnten.

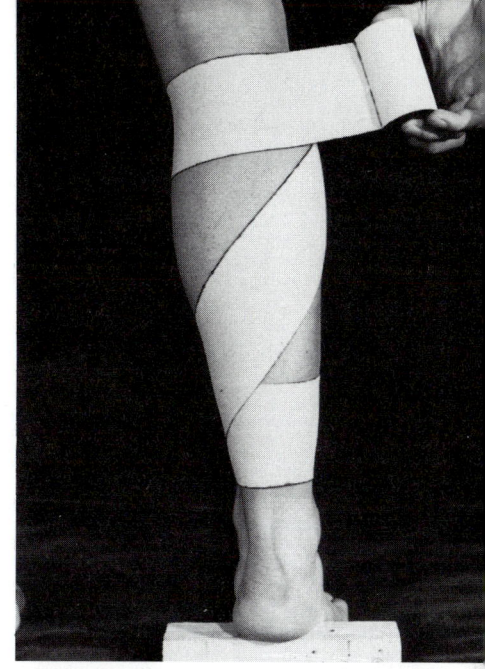

Vom medialen Unterschenkel führt die Bandage schräg nach distal zur lateralen Seite des Unterschenkels.

Die beiden Bandagestreifen sollen sich knapp distal der Läsionsstelle kreuzen.

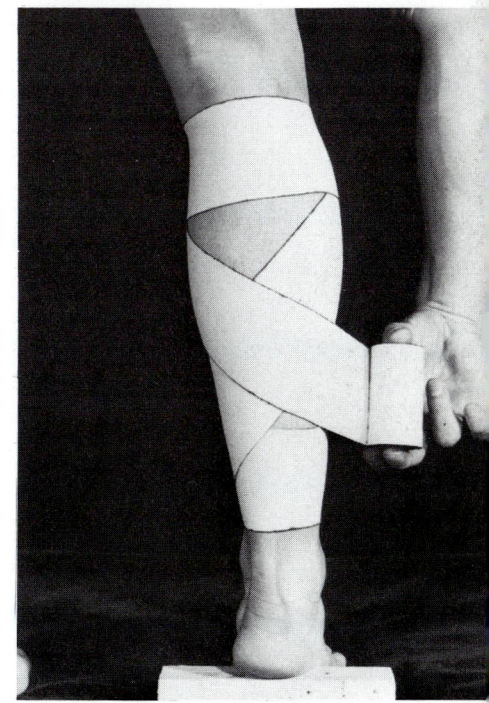

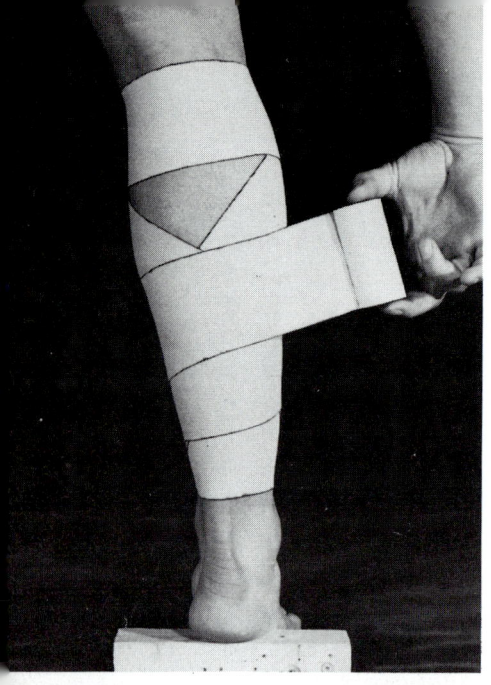

Schließlich wird distal am Unterschenkel zirkulär bandagiert und die erste zirkuläre Wikkelung halb überdeckt. Die Bandagetechnik wird beendet, indem man von distal nach proximal halb überlappende, zirkuläre Binden anlegt.

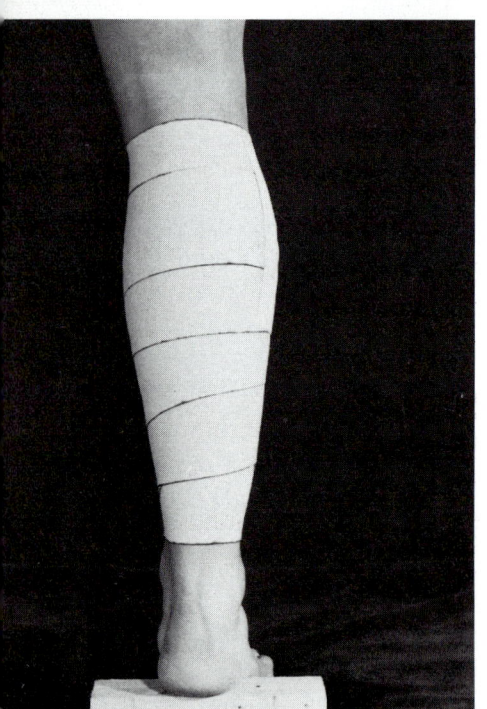

Ansicht der ganzen Bandage:
Die distal der Läsionsstelle verlaufenden zirkulären Binden sollen unter leichtem Zug angelegt werden.
Diese Bandage kann gut als Untergrund der Tapetechnik verwendet werden. Man nimmt dazu eine hypoallergene Bandage. Die ganze Technik kann 10 Tage belassen werden.

(Teil-)Rupturen der Wadenmuskulatur
Verletzungen der Achillessehne

Funktion: Entlastung der Wadenmuskulatur.
                        Entlastung der Achillessehne.
Ausgangsstellung: Der Fuß soll in leichter Plantarflexion gehalten werden (Fersenunterlage).
Materialien: Klebebandagen (Breite: 4, 6 oder 8 cm),
                        Schaumstoff- oder Filzpolster.

Zuerst werden zwei Anker mit Klebebandagen angelegt. Der erste Anker wird am Unterschenkel knapp distal der Kniekehle angebracht. Der zweite Anker wird am Vorfuß angebracht. Die Achillessehne wird mit Polster geschützt.

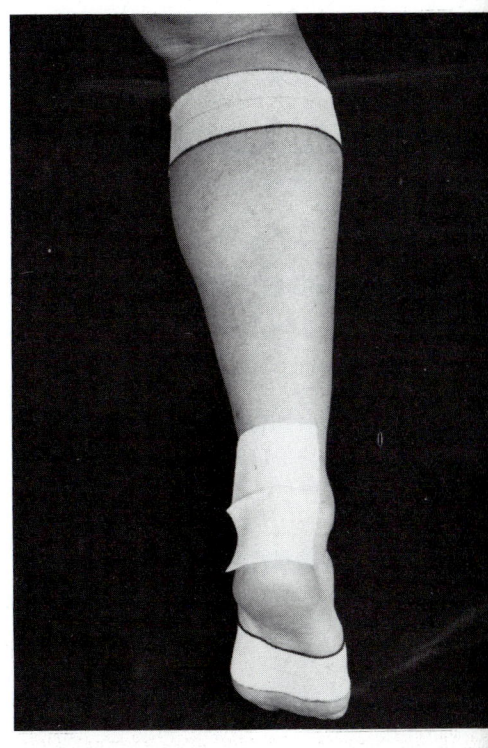

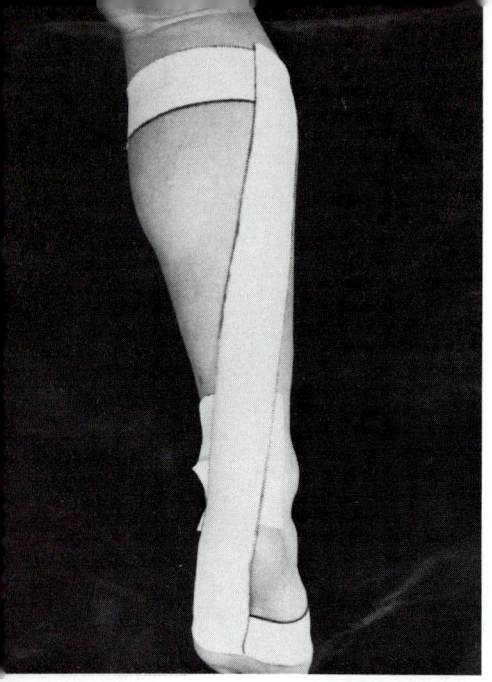

Der erste Bandagestreifen verläuft von der medialen Seite des distalen Ankers über die Ferse nach der lateralen Seite des proximalen Ankers. Der Fuß bleibt in leichter Plantarflexion.

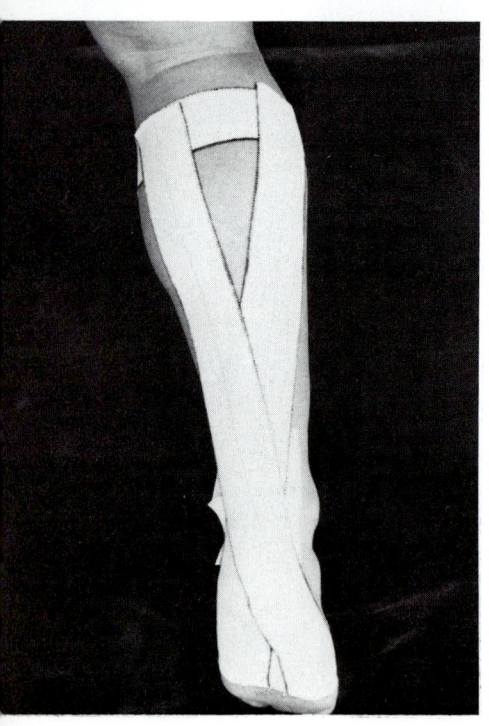

Der zweite Bandagestreifen verläuft von der lateralen Seite des distalen Ankers über die Ferse zur medialen Seite des proximalen Ankers. Die beiden Streifen kreuzen einander in Höhe der Ferse.

Der letzte Bandagestreifen beginnt in der Mitte des distalen Ankers, verläuft über die Ferse und die Längsachse des Unterschenkels zur Mitte des proximalen Ankers.

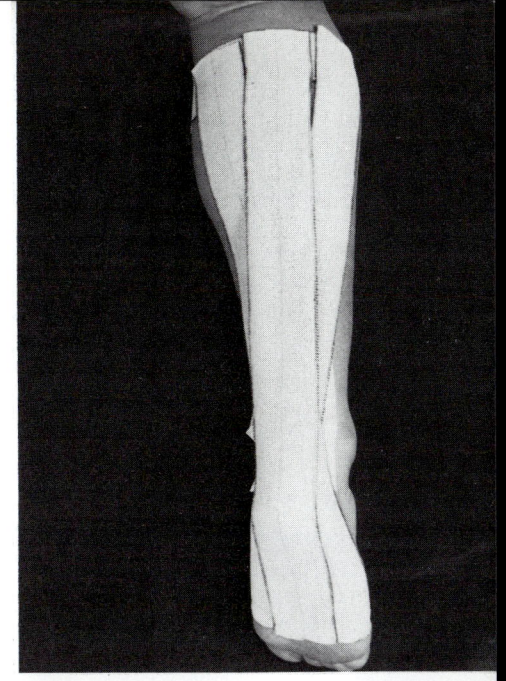

Die drei Bandagestreifen sollen unter gleichem Zug angebracht werden. Schließlich werden die drei Bandagestreifen mit zwei, die Anker halb überlappenden Streifen distal und proximal gesichert. Außerdem wird ein zirkulärer Bandagestreifen knapp distal des Bauches der Wadenmuskulatur angebracht.

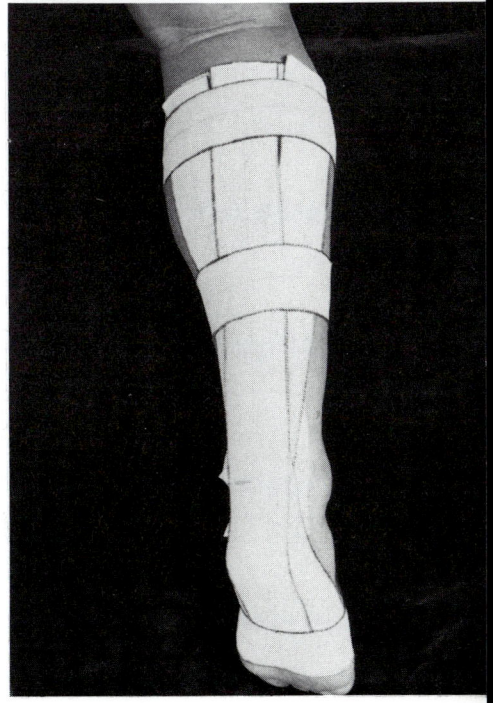

Kniegelenk

Verletzungen der Ligamenta collateralia des Kniegelenkes

Funktion: Unterstützung der Kollateralbänder des Kniegelenkes.
Fixation der Tapetechnik (s. S. 94).
Ausgangsstellung: Das Kniegelenk soll in leichter Flexion gehalten werden (30 Grad, Fernsenunterlage).
Materialien: Alle Binden sind geeignet, insbesondere aber Klebebandagen von 6 oder 8 cm Breite.

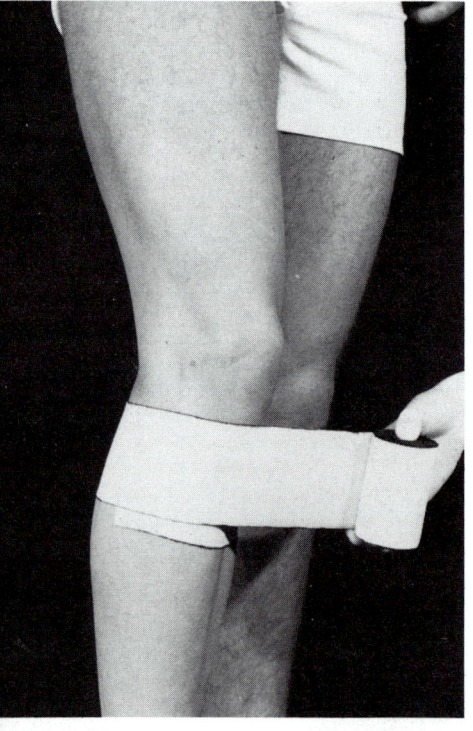

Die Bandagetechnik beginnt an der lateralen Seite des Unterschenkels, etwa 20 cm unterhalb der Kniescheibe. Die erste Wickelung verläuft zirkulär, von lateral über die Schienbeinkante um den Unterschenkel.

Von der medialen Seite des Unterschenkels überkreuzt sie die Kniekehle im distalen Bereich. Dann verläuft sie schräg nach proximal zum Oberschenkel, knapp proximal der Kniescheibe.

Sie überkreuzt dabei den lateralen Gelenkspalt.

Die Wickelung durch die Kniekehle und über den lateralen Gelenkspalt muß unter Zug angebracht werden.

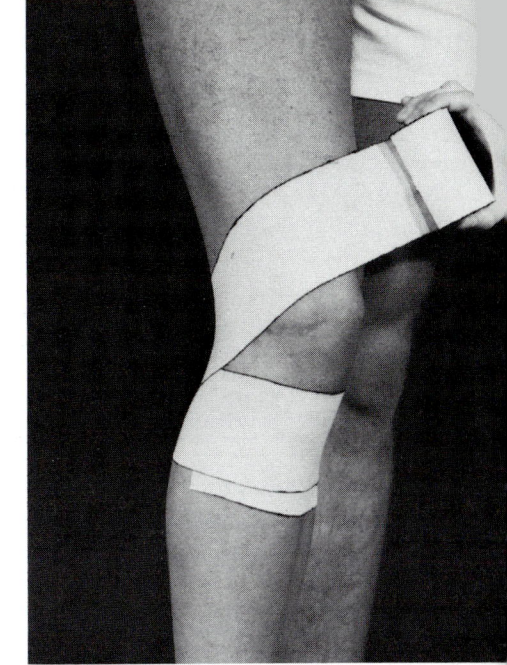

Am Oberschenkel bringt man eine zirkuläre Binde an, etwa 20 cm oberhalb des Gelenkspaltes des Kniegelenkes.

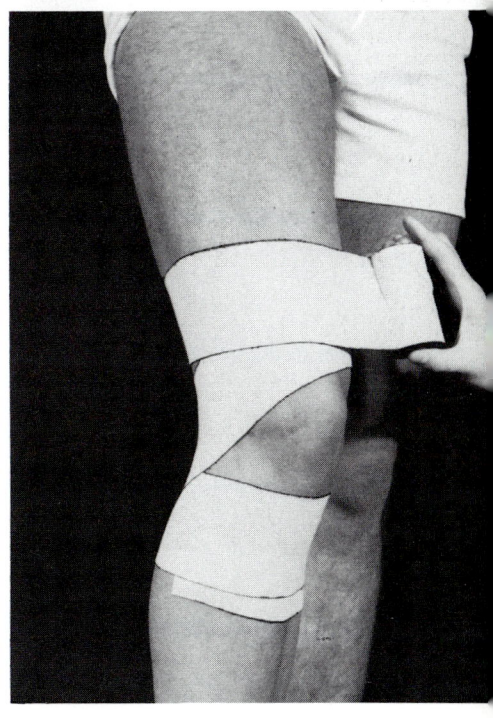

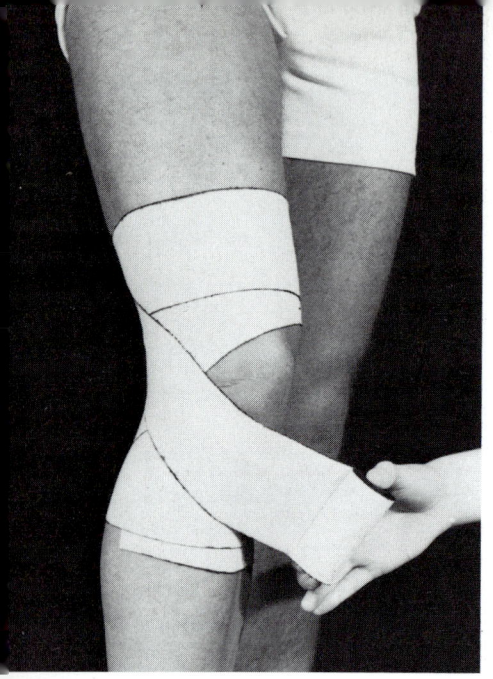

Dann führt sie von der lateralen Seite des Oberschenkels schräg durch die Kniekehle und über den lateralen Gelenkspalt nach distal zum Unterschenkel. Die Wickelungen überkreuzen sich in Höhe des Gelenkspaltes des Kniegelenkes an der lateralen Seite. Auch diese Binde soll unter Zug angebracht werden.

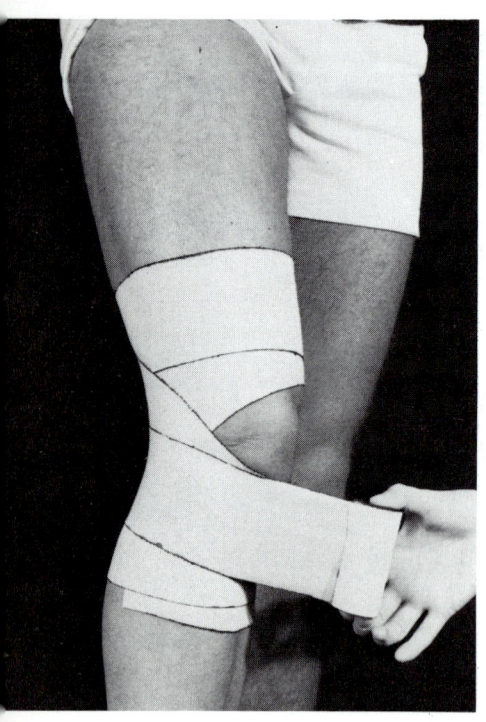

Am Unterschenkel wird nun die Bandage zirkulär gewickelt, dabei die erste halb überdeckend. Nun führt sie genau in Höhe des Gelenkspaltes durch die Kniekehle zur lateralen Seite des Beines.

Das Ende der Bandage wird mit Hilfe einer Schere eingeschnitten. Die beiden Enden werden proximal bzw. distal der Kniescheibe angebracht.

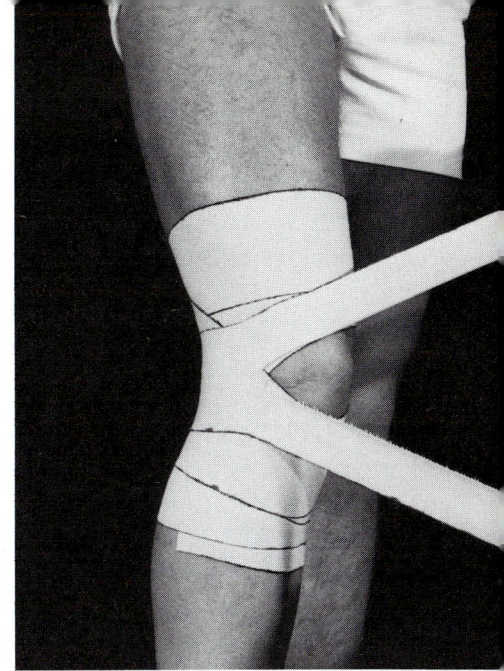

Schließlich werden die zwei Enden der Bandage mit Tapestreifen gesichert.
Auf den Bildern wird die Unterstützung des lateralen Bandapparates des Kniegelenkes gezeigt. Will man den medialen Bandapparat unterstützen, so wickelt man die Bandagetechnik spiegelbildlich an.

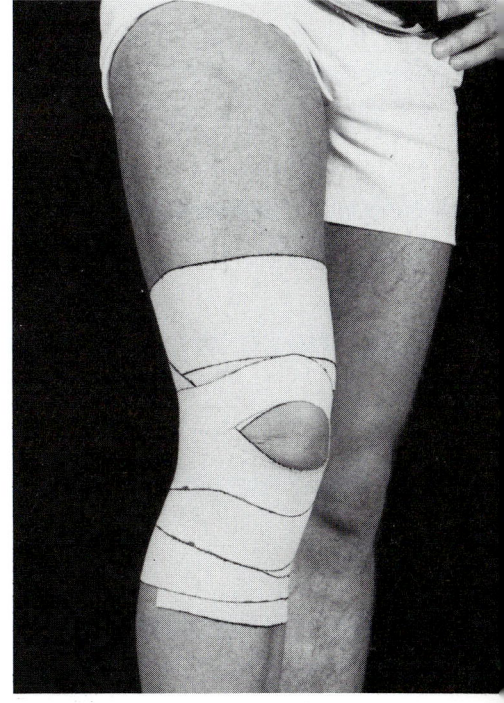

Rotationsinstabilität des Kniegelenkes

Funktion: Einschränkung der Rotation des Kniegelenkes.
Fixation der Tapetechnik (s. S. 98).

Ausgangsstellung: Das Kniegelenk soll in leichter Flexion gehalten werden, 30 Grad (Fersenunterlage).

Materialien: Binden von 6 oder 8 cm Breite.
Am besten verwendet man Klebebandagen.

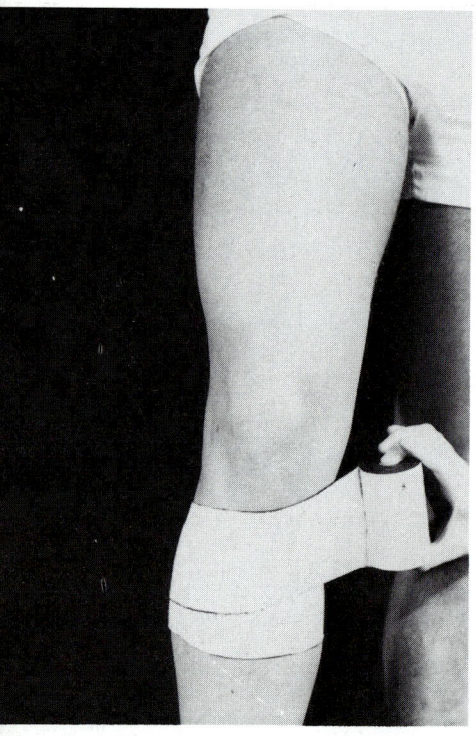

Die Bandage beginnt am Unterschenkel etwa 20 cm unterhalb der Patella. Sie läuft von der lateralen Seite über die Schienbeinkante nach medial und wird zirkulär um den Unterschenkel angelegt.

Von der lateralen Seite des Unterschenkels führt sie schräg nach proximal durch die Kniekehle zur dorso-lateralen Seite des Oberschenkels, etwa 20 cm oberhalb des Gelenkspaltes des Kniegelenkes. Diese Binde soll unter Zug angebracht werden.
Der Unterschenkel wird so in leichte Endorotationsstellung gezwungen.

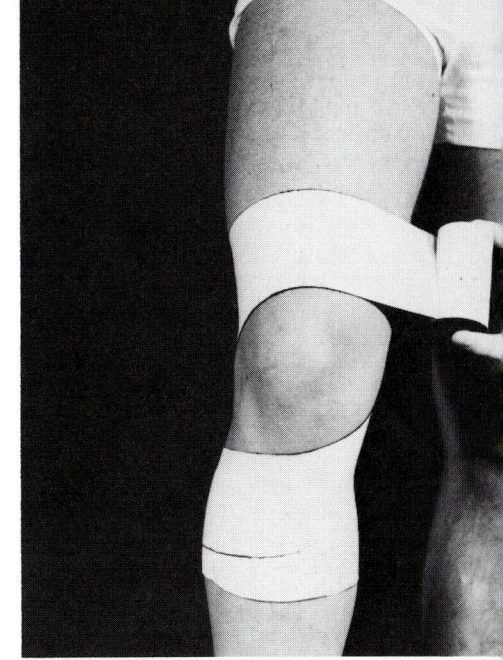

Nun wird am Oberschenkel etwa 20 cm oberhalb des Kniegelenkspaltes eine zirkuläre Binde angelegt.

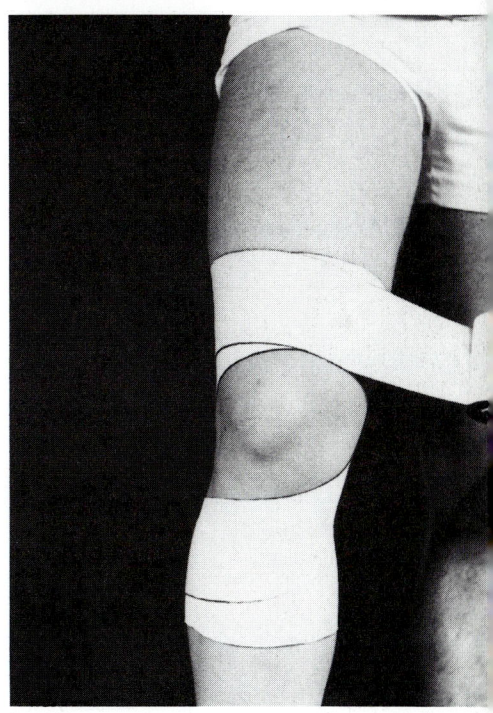

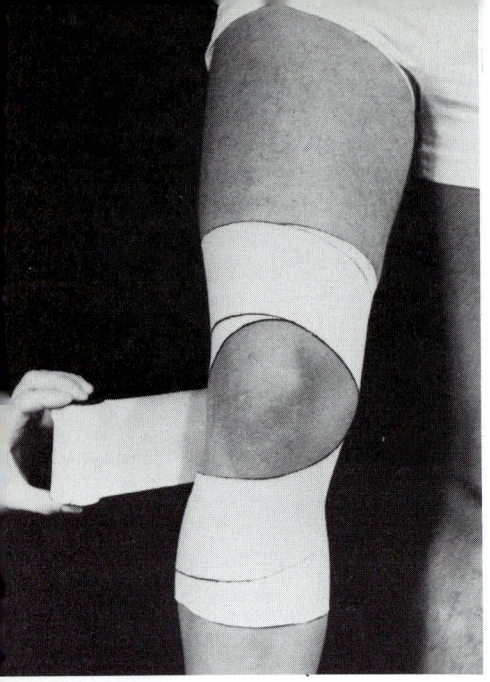

Von der medialen Seite des Oberschenkels verläuft die Bandage durch die Kniekehle zur lateralen Seite des Unterschenkels. Diese Binde wird *nicht* unter Zug angebracht.

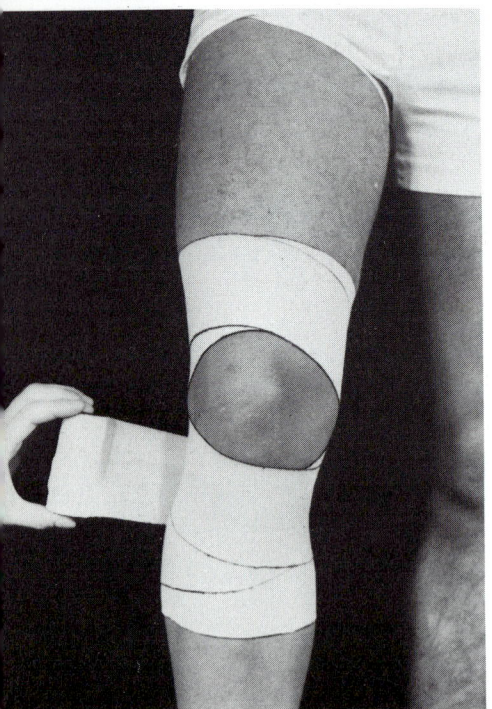

Jetzt werden am Unterschenkel zwei halb überlappende zirkuläre Binden angelegt.

Von der medialen Seite des Unterschenkels verläuft die Bandage durch die Kniekehle zum Oberschenkel. Diese Binde wird wieder unter Zug angebracht.

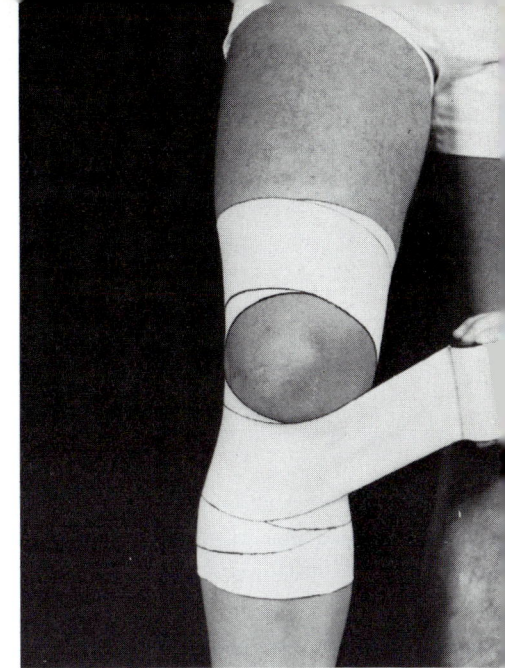

Dann wird eine zirkuläre Wickelung am Oberschenkel angelegt, halb überlappend über der ersten. Schließlich läuft die Bandage durch die Kniekehle von medial nach lateral.

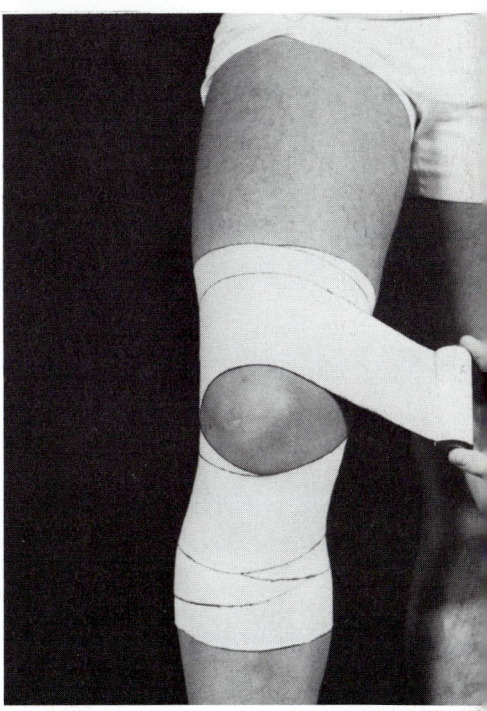

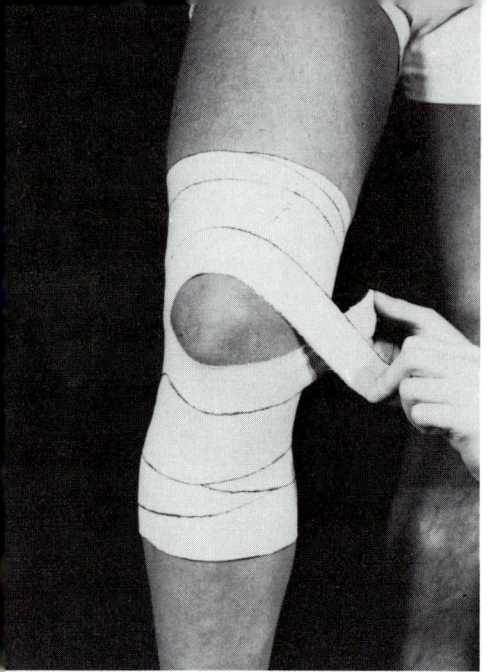

Das Ende der Bandage wird mit Hilfe einer Schere eingeschnitten und proximal und distal der Patella nach medial angebracht. Letztlich werden die zwei Bandageenden mit Tape gesichert.

Die hier gezeigte Bandagetechnik schränkt die Außenrotation ein. Die Stellung des Unterschenkels war beim Anbringen der Technik in leichter Innenrotation. Wenn man mit dieser Technik die Innenrotation einschränken will, so sollte der Fuß in leichter Exorotationsstellung gehalten und die Bandage spiegelbildlich angebracht werden.

Seitenbandverletzungen des Kniegelenkes

Funktion: Stabilisation des Kniegelenkes.

Ausgangsstellung: Das Knie soll in leichter Flexionsstellung gehalten werden (etwa 30 Grad).

Materialien: Klebebandagen (Breite: 6 oder 8 cm).

180

Die Bandage beginnt am Unterschenkel, etwa 20 cm unterhalb des Gelenkspaltes des Kniegelenkes. Der erste Bandagestreifen beginnt an der lateralen Seite des Unterschenkels und verläuft über die vordere Seite des Unterschenkels zirkulär, dann führt er von der Vorderseite des Unterschenkels schräg über den inneren Gelenkspalt zum Oberschenkel. Dort endet er etwa 20 cm oberhalb des Knies. Hier muß die Bandage unter Zug angelegt werden.

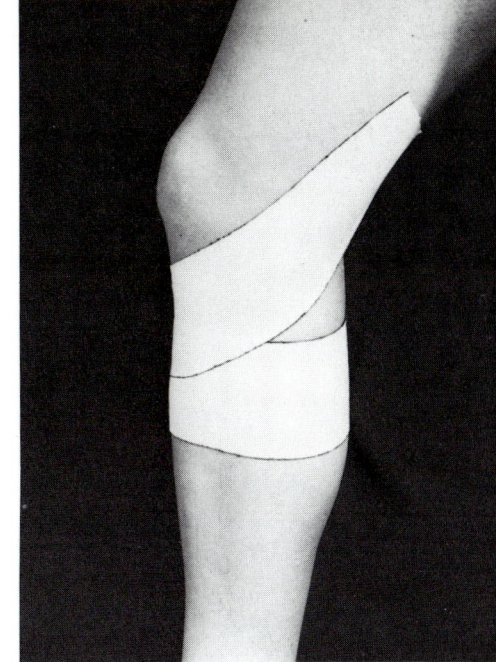

Der zweite Bandagestreifen wird spiegelbildlich zum ersten angebracht. Er läuft dann über den lateralen Gelenkspalt zur lateralen Seite des Oberschenkels. Hier endet er etwa 20 cm oberhalb des Kniegelenkes. Er muß unter Zug angebracht werden.

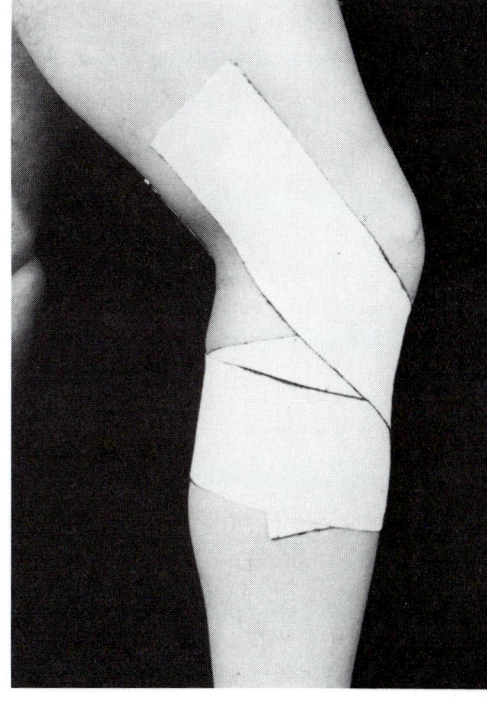

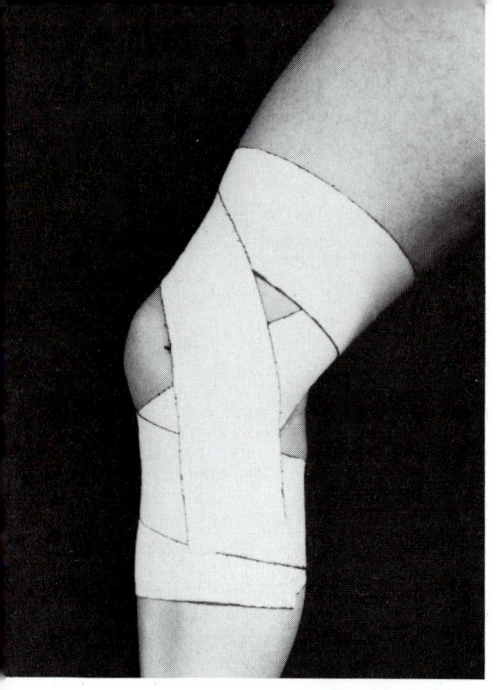

Der nächste Bandagestreifen beginnt etwa 20 cm oberhalb des Knies am Oberschenkel, verläuft von lateral zirkulär über die Vorderseite des Oberschenkels. Von der Vorderseite des Oberschenkels führt er von lateral schräg über den medialen Gelenkspalt nach distal. Er endet auf den ersten zirkulären Binden am Unterschenkel. Dieser Teil soll unter Zug angebracht werden.

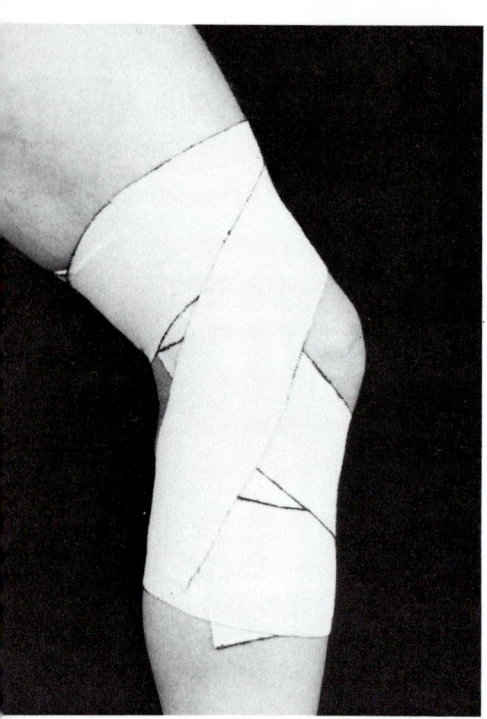

Schließlich wird ein vierter Bandagestreifen spiegelbildlich zum dritten angebracht. Dieser verläuft von der medialen Seite des Oberschenkels über den lateralen Gelenkspalt nach distal. Er endet auf den zirkulären Binden am Unterschenkel. Der letzte Teil soll unter Zug angebracht werden. Sowohl medial als auch lateral überkreuzen sich die Streifen in Höhe des Gelenkspaltes.

Letztlich werden die Bandagewindungen mit Tapestreifen gesichert. Diese dürfen jedoch nicht zirkulär angebracht werden.

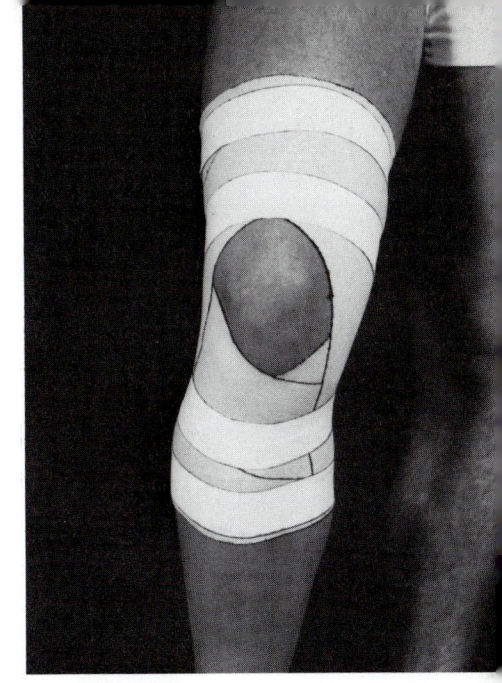

Verletzungen des hinteren Kapselbandapparates des Kniegelenkes Hyperextensionstraumen

Funktion: Einschränkung der Extension.

Ausgangsstellung: Das Kniegelenk soll in leichter Flexion gehalten werden (30 Grad, Fersenunterlage).

Materialien: Klebebandagen (Breite: 6 oder 8 cm).

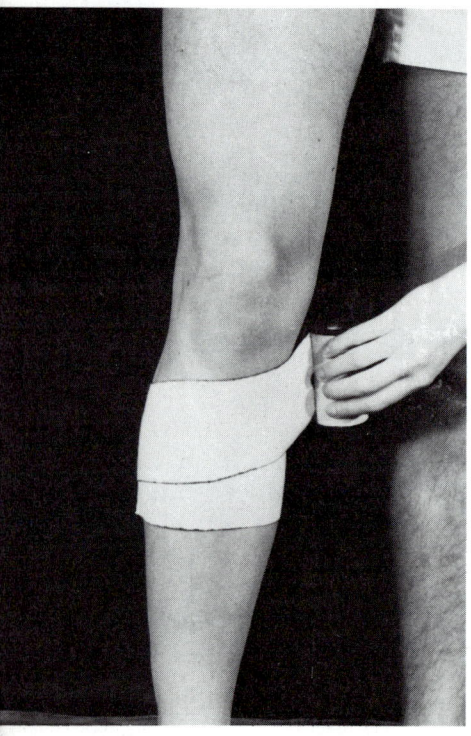

Die Bandagetechnik beginnt mit einer zirkulären Wickelung um den Unterschenkel. Diese liegt etwa 20 cm unterhalb der Patella. Man wickelt von lateral nach medial über die Tibiavorderkante.

Von der medialen Seite des Unterschenkels
verläuft die Bandage von distal schräg durch
die Kniekehle zu der lateralen Seite des Oberschenkels. Dieses Teil soll unter Zug angebracht werden. In der Kniekehle muß eine
Polsterung zum Schutz der hier verlaufenden
Gefäß- und Nervenstrukturen angebracht
werden.

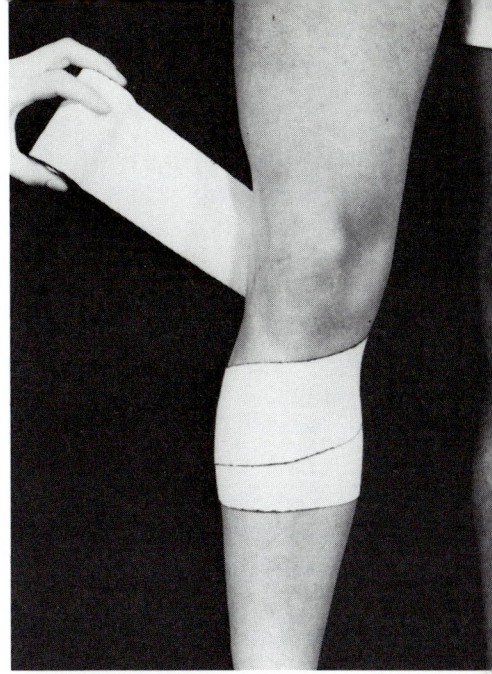

Nun wird eine zirkuläre Binde am Oberschenkel angebracht, etwa 20 cm oberhalb der
Kniescheibe.

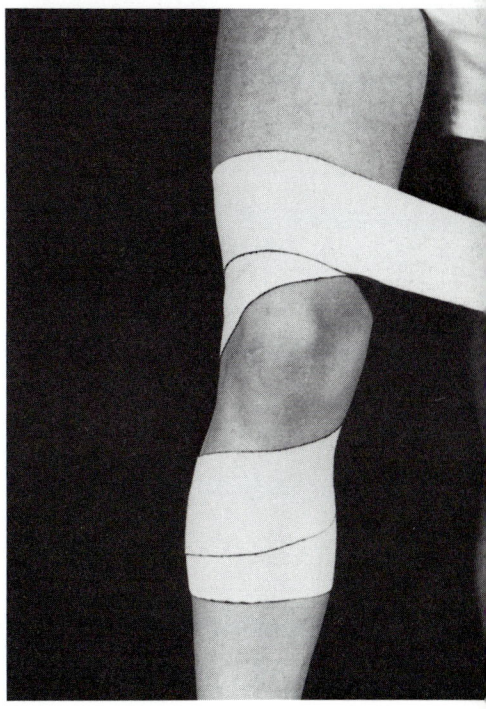

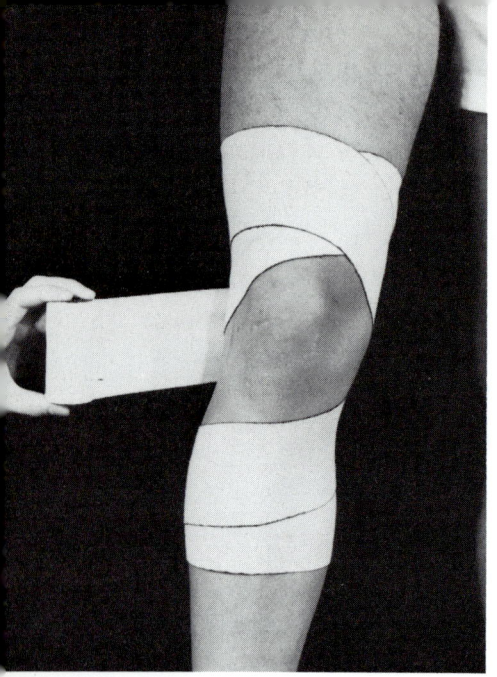

Von der medialen Seite des Oberschenkels verläuft die Bandage schräg durch die Kniekehle zu der lateralen Seite des Unterschenkels. Auch in diesem Teil muß die Bandage unter Zug angebracht werden.

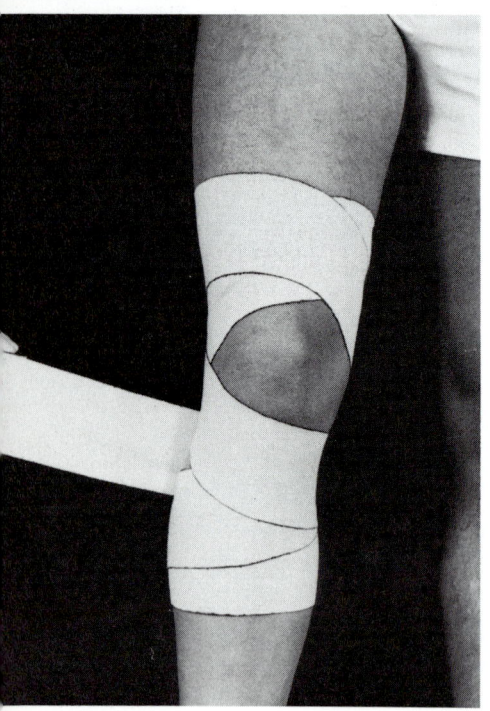

Am Unterschenkel werden zirkuläre Binden verlegt, halb überlappend über der ersten bis zum distalen Rand der Kniescheibe.

Von der medialen Seite des Unterschenkels führt die Bandage nun durch die Kniekehle schräg zu der lateralen Seite des Oberschenkels. Am Oberschenkel werden halb überlappend über der ersten Binde von proximal nach distal weitere zirkuläre Binden bis zum proximalen Rand der Kniescheibe angebracht.

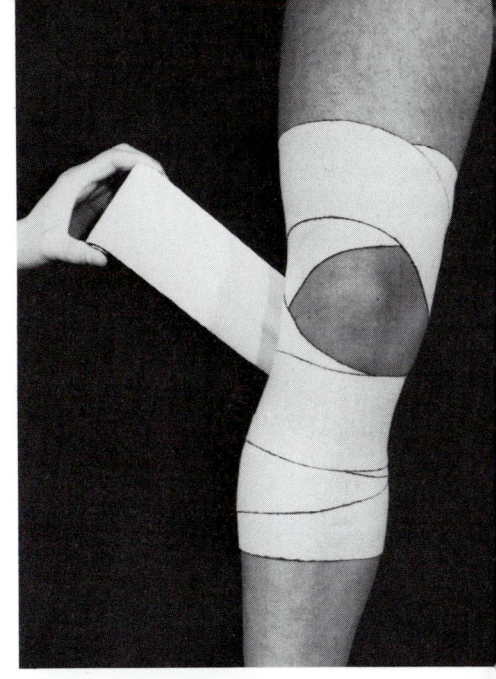

Der letzte Teil der Bandage führt durch die Kniekehle und überdeckt dabei den Gelenkspalt.

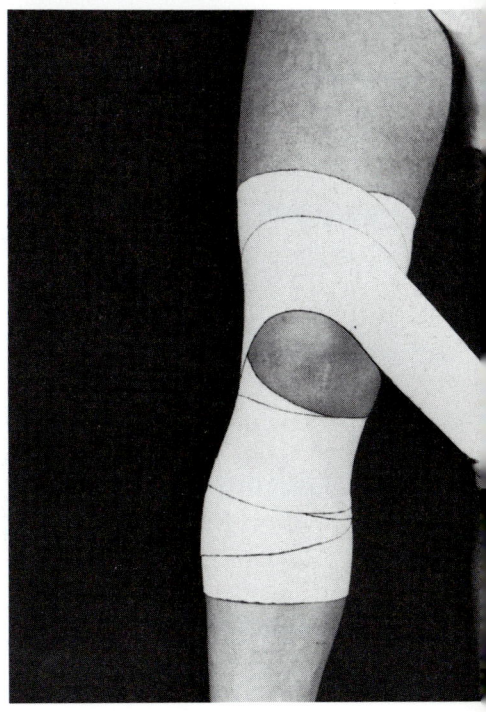

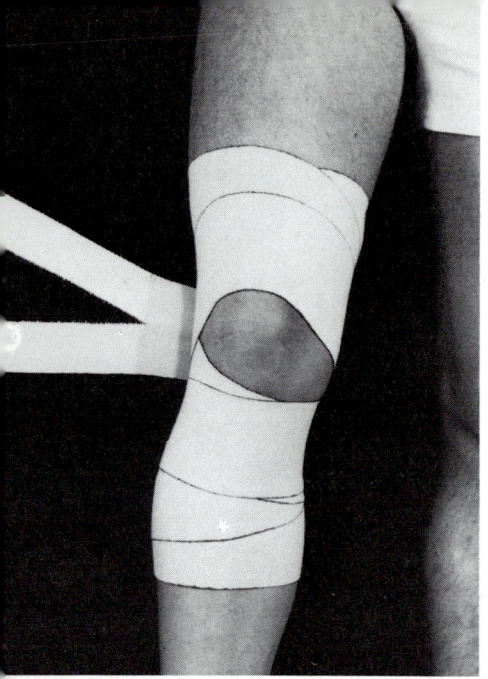

Das Ende der Bandage wird mit Hilfe einer Schere eingeschnitten, bis auf 2 cm lateral der Kniescheibe.

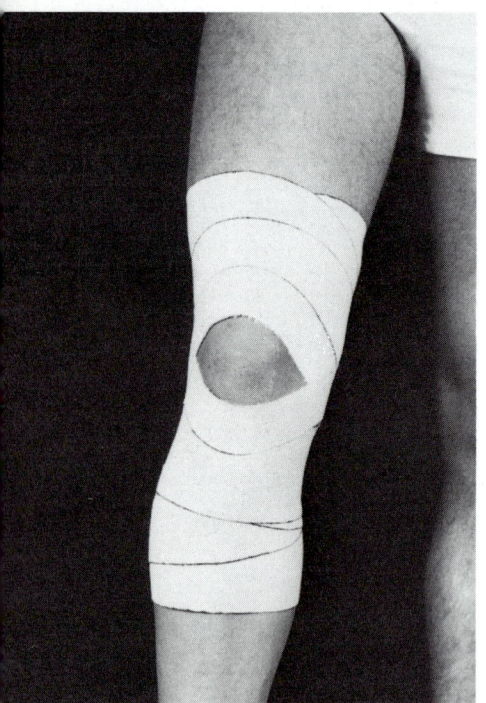

Schließlich werden die eingeschnittenen Teile der Bandage proximal bzw. distal der Kniescheibe angebracht. Evtl. können die beiden Enden mit einem Tapestreifen gesichert werden.

Obere Extremität

Fingergelenke

Verletzungen des Carpometacarpalgelenkes I

Funktion: Entlastung des Daumensattelgelenkes.
Ausgangsstellung: Der Daumen soll in der zu unterstützenden Stellung gehalten
                           werden.
Materialien: Klebebandagen (Breite: 2 bis 3 cm).

Die Bandagetechnik beginnt an der dorso-
radialen Seite des Handgelenkes. Sie verläuft
nach ulnar, dann über die ventrale Seite des
Handgelenkes nach radial und dorsal.
Von dort führt sie zwischen Daumen und
Zeigefinger nach ventral.

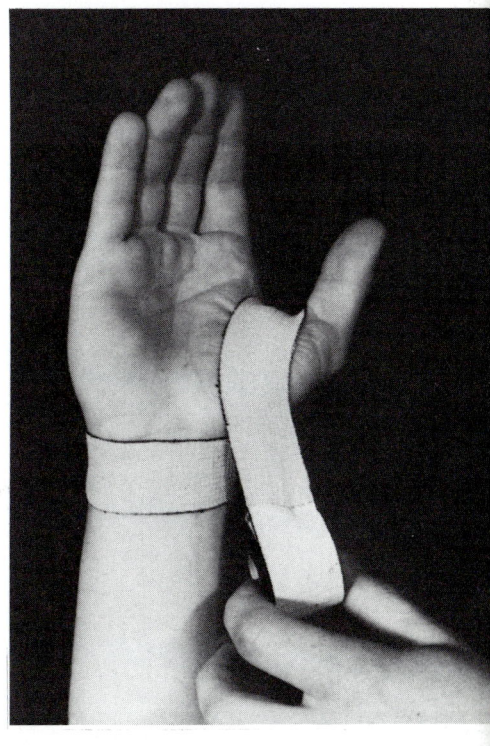

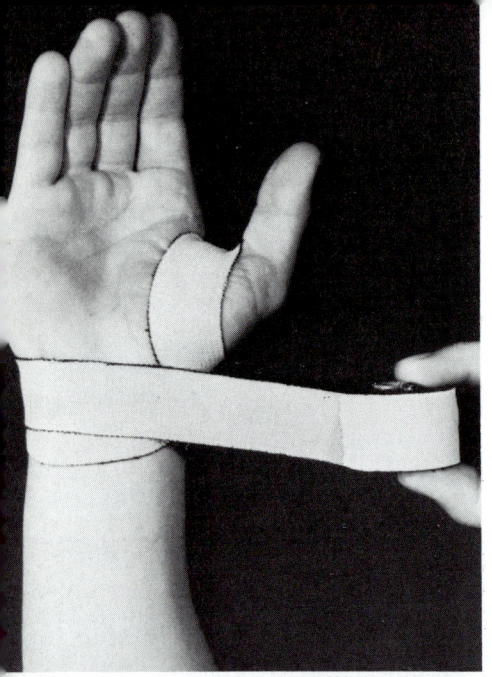

Dann verläuft die Bandage über das Daumen-sattelgelenk nach dorsal und halb überlap-pend über die erste Binde über der dorsalen Seite des Handgelenkes nach ulnar und schließlich über die ventrale Seite wieder nach radial und dorsal.

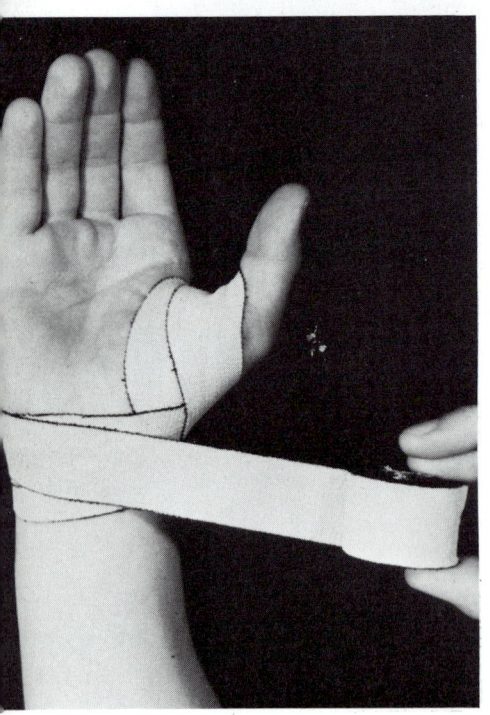

Nun führt die Bandage wieder zwischen Dau-men und Zeigefinger zur ventralen Seite der Hand, und in gleicher Weise wird halb über-deckend noch eine dritte Binde angebracht. Diese endet an der dorsalen Seite des Hand-gelenkes.
Diese Bandagetechnik wird genauso wie die Tapetechnik angelegt. Wendet man nur die Bandagetechnik an, so sollte man diese unter leichtem Zug anbringen.

Verletzungen des metacarpophalangealen Gelenkes

Funktion: Einschränkung der Fingerextension oder -flexion.
Ausgangsstellung: Bei Flexionseinschränkung soll der Finger in Extensionsstel-
lung gehalten werden.
Bei Extensionseinschränkung soll der Finger in leichter Fle-
xionsstellung gehalten werden.
Materialien: Klebebandagen (Breite: 2 oder 3 cm).

Die erste Wickelung liegt an der proximalen
Phalanx. Man beginnt radial-dorsalseitig und
legt eine zirkuläre Wickelung an. Dann führt
die Bandage von der radialen Seite der Finger
zur ulnaren Seite des Handgelenkes.

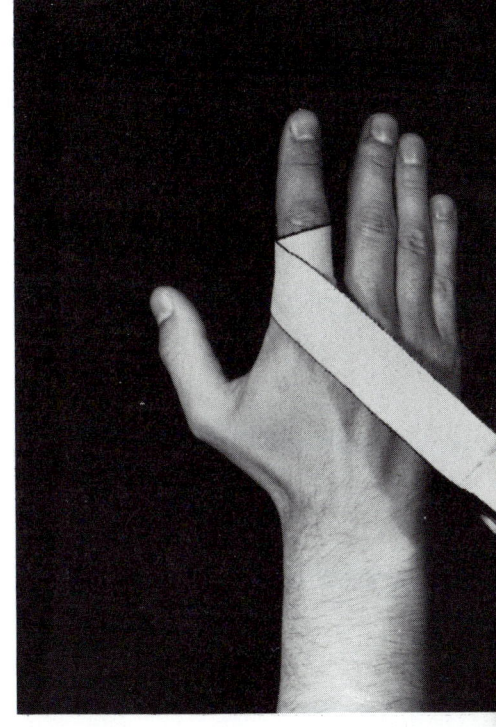

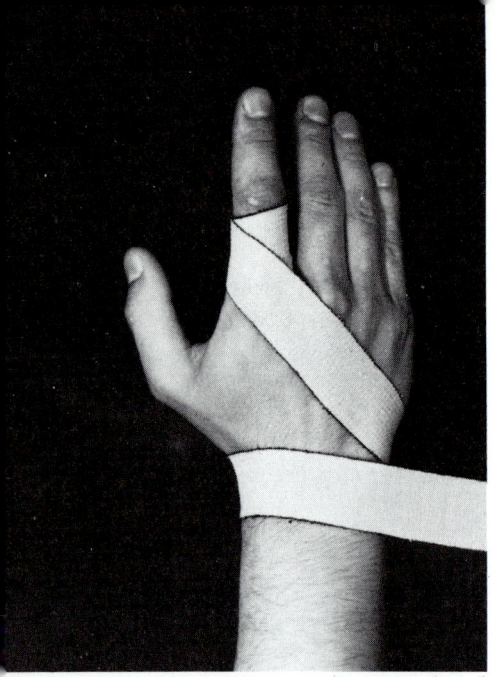

Nun wird eine Wickelung um das Handgelenk angelegt. Hierbei soll die Bandage nicht unter Zug angebracht werden.

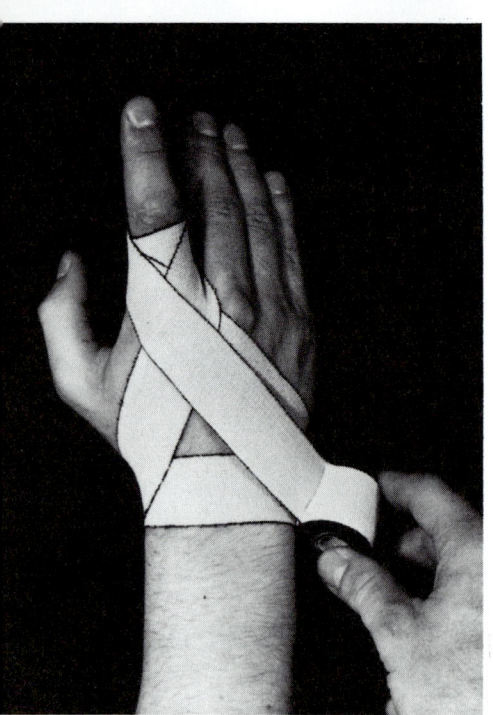

Sie verläuft weiter von der radialen Seite des Handgelenkes über die Dorsalseite der Hand zur ulnaren Seite der Finger. Von der ulnaren Seite der Finger führt sie zur radialen Seite der Finger, wo sie schräg über den Handrücken zum Handgelenk verläuft, dabei die erste Wickelung halb überlappend.

Schließlich bringt man eine zirkuläre Binde um das Handgelenk an.
Die Abbildungen zeigen eine Flexionseinschränkung des Zeigefingers der rechten Hand.

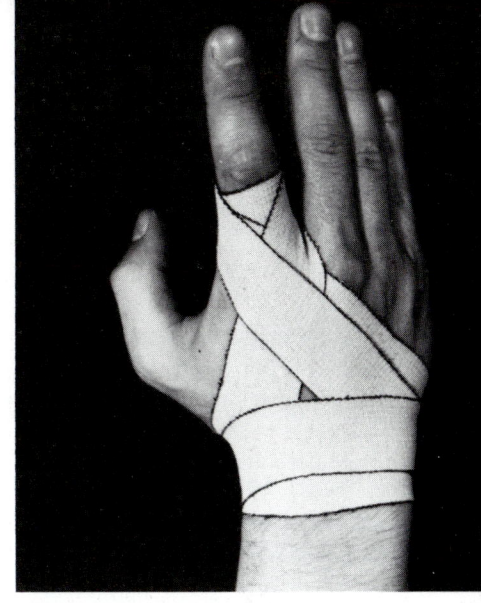

Handgelenk

Distorsionen des Handgelenkes

Funktion: Kompression des Handgelenkes.
Entlastung des Handgelenkes.
Fixationsbandage über die Tapetechnik des Handgelenkes.
Ausgangsstellung: Zur Flexionsentlastung soll das Handgelenk in leichter Dorsalextension gehalten werden.
Zur Extensionsentlastung soll das Handgelenk in leichter Palmarflexionsstellung gehalten werden.
Materialien: Klebebandage (Breite: 4 bis 6 cm).

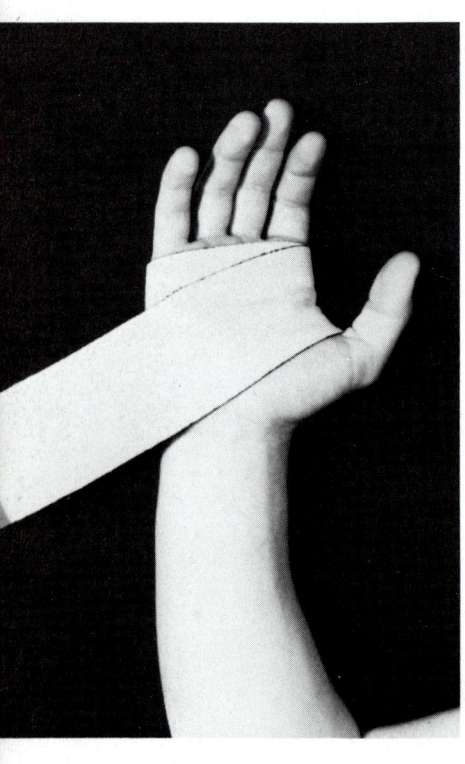

Die Bandagetechnik beginnt an der ventralen Seite der Hand zwischen Daumen und Zeigefinger. Eine zirkuläre Wickelung wird angelegt, sodaß die Bandage zwischen Daumen und Zeigefinger von der dorsalen Seite der Hand nach ventral verläuft. Danach verläuft sie schräg über die ventrale Seite der Hand zur ulnaren Seite des Unterarmes. Nun führt sie über die ulnare Seite des Handgelenkes zum Unterarm.

Am Unterarm wird etwa 20 cm proximal des Handgelenkes eine zirkuläre Wickelung angelegt.

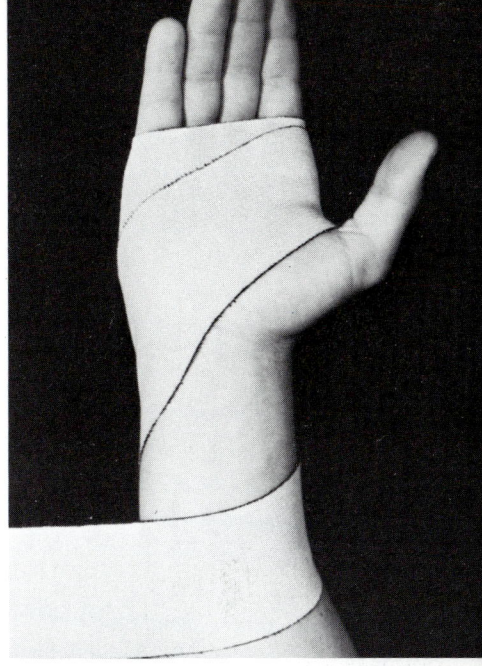

Von der radialen Seite des Unterarmes verläuft die Bandage dann über die palmare Seite des Handgelenkes zur ulnaren Seite der Hand.

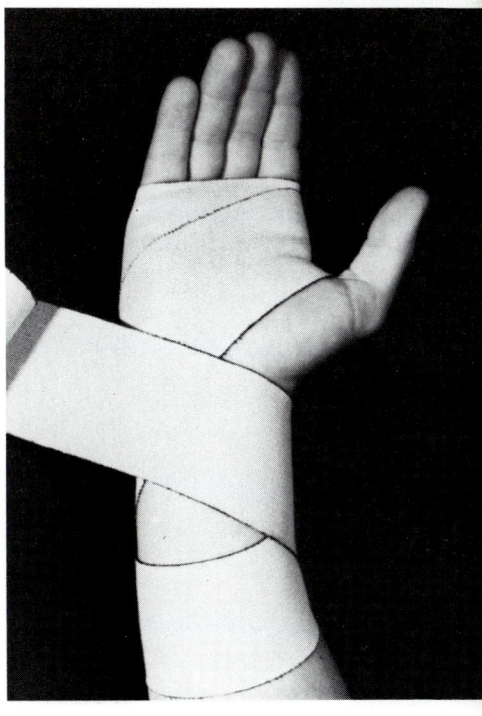

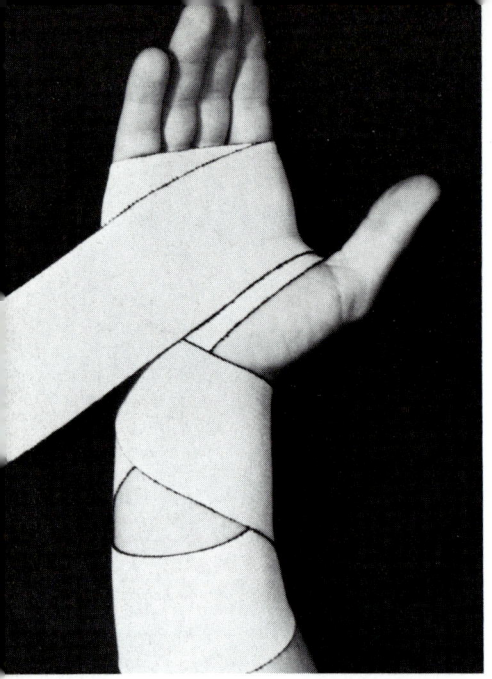

Nun wird halb überlappend über der ersten Binde eine zweite angelegt, in ähnlicher Weise zur ulnaren Seite des Unterarmes.

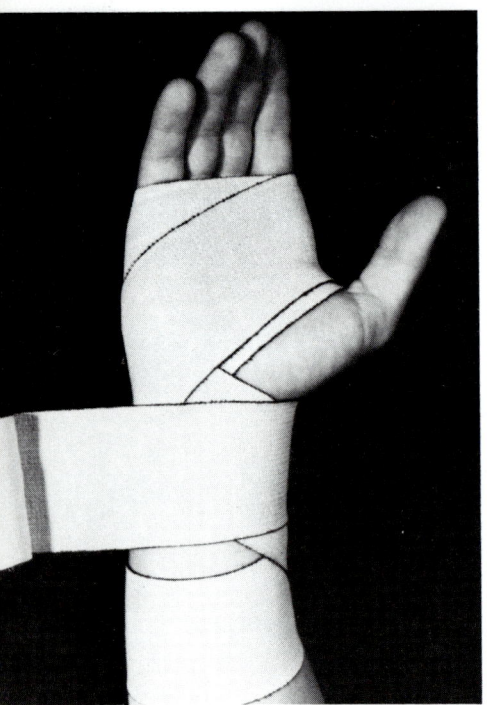

Am Unterarm wird knapp proximal des Handgelenkes eine zirkuläre Binde angebracht.

Schließlich beendet man die Bandagetechnik, indem man halb überlappend zirkuläre Binden anlegt bis zur proximalen Binde.

Diese Bandagetechnik ist am effektivsten, wenn die schräg über das Handgelenk verlaufenden Bandagebinden unter Zug angebracht werden.

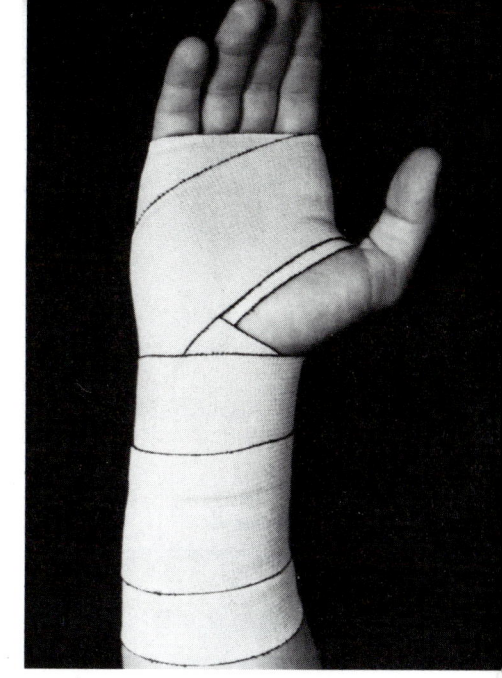

Ellbogengelenk

Verletzungen der ventralen Kapsel des Ellbogengelenkes

Funktion: Einschränkung der Extension.
Entlastung der ventralen Kapsel.
Ausgangsstellung: Das Ellbogengelenk soll in leichter Flexionsstellung gehalten werden (je mehr man die Extension einschränken will, desto größer soll die Flexionsstellung sein).
Materialien: (Klebe-)Bandage (Breite: 4, 6 oder 8 cm)

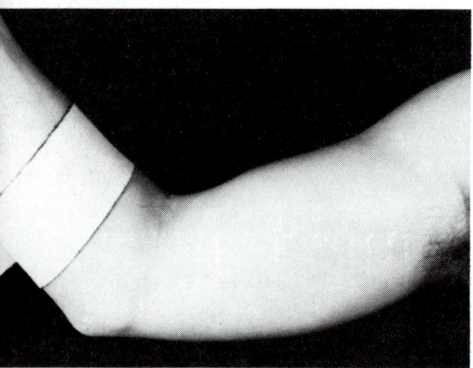

Die erste Binde wird zirkulär am Unterarm angebracht, etwa 15 cm distal des Ellbogengelenkes. Sie verläuft hierbei von ulnar über die ventrale Seite des Unterarmes nach radial.

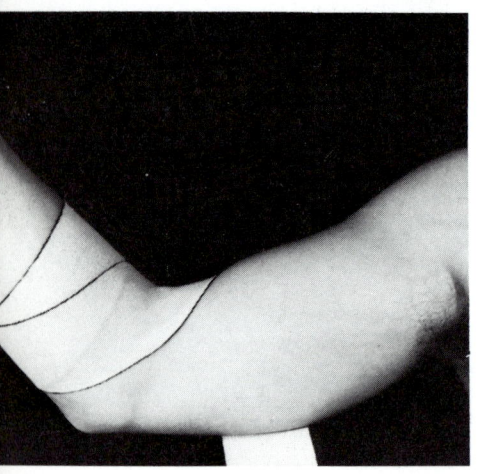

Von der ulnaren Seite des Unterarmes läuft die Bandage an der ventralen Seite des Armes durch die Fossa cubiti schräg zum Oberarm. Eventuell kann man in der Fossa cubiti ein Schaumstoffpolster anbringen.

Etwa 15 bis 20 cm proximal des Ellbogens geht die Bandage zirkulär um den Oberarm. Hierbei darf man die Bandage nicht zu sehr unter Zug anbringen (Schutz des Musculus biceps).

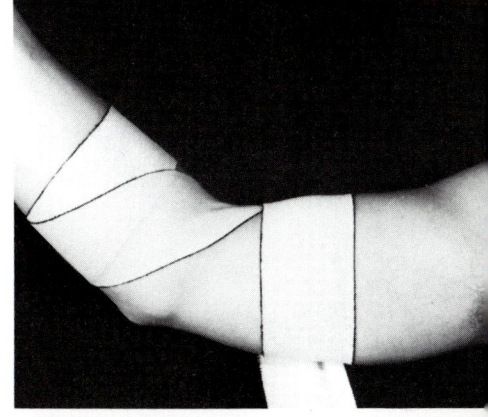

Dann führt die Binde vom Oberarm schräg zum Unterarm an der ventralen Seite durch die Fossa cubiti. Die zwei schräg verlaufenden Bandagestreifen kreuzen einander in der Fossa cubiti, sie müssen unter Zug angebracht werden.

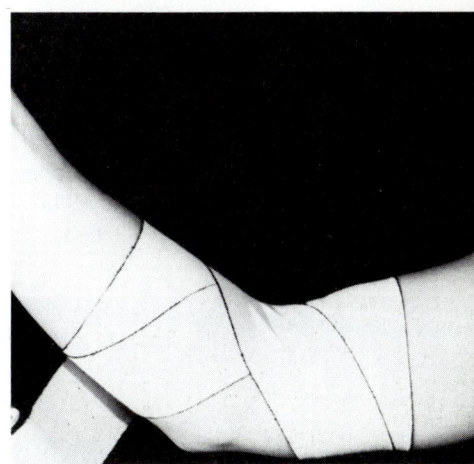

Schließlich wird halb überlappend über die zirkulär am Unterarm liegenden Bandagestreifen eine weitere zirkuläre Binde angelegt.

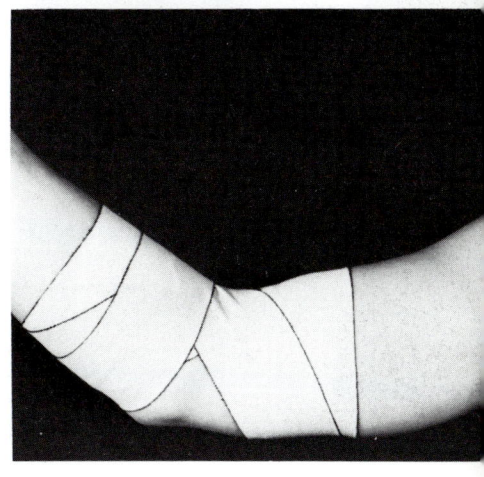

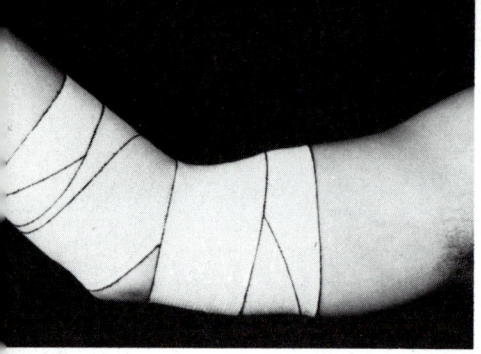

Eventuell kann die Bandagetechnik am Oberarm mit einer zirkulären Binde beendet werden. Diese Binde überlappt die erste halb.

Schwellung des Ellbogengelenkes.
Verletzungen der ventralen Kapsel

Funktion: Kompression des Ellbogengelenkes.
Einschränken der Extension.
Entlastung der vorderen Kapsel.
Ausgangsstellung: Der Ellbogen soll in 90 Grad Flexion gehalten werden.
Materialien: Klebebandagen (Breite: 4, 6 oder 8 cm).

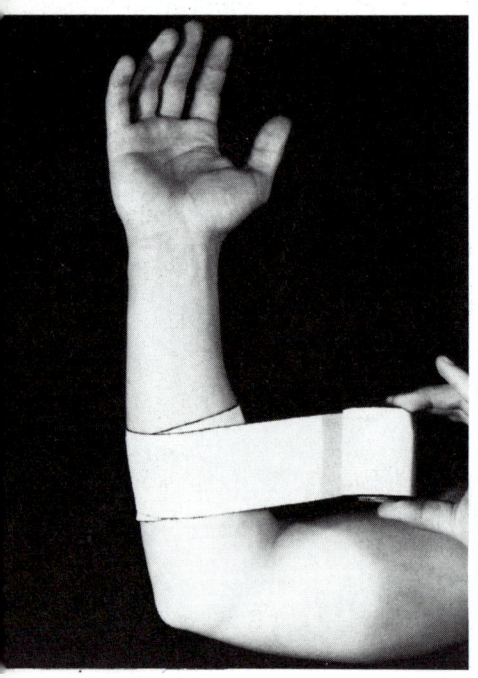

Die erste Binde wird zirkulär etwa 15 cm distal des Ellbogengelenkes um den Unterarm gelegt. Hierbei geht man von ulnar nach radial über die Ventralseite des Unterarmes.

Dann führt die Bandage von der Ulnarseite des Unterarmes schräg über die Ulnarseite des Ellbogengelenkes zur Ulnarseite des Oberarmes. Diese Binde überkreuzt die Fossa cubiti nicht.

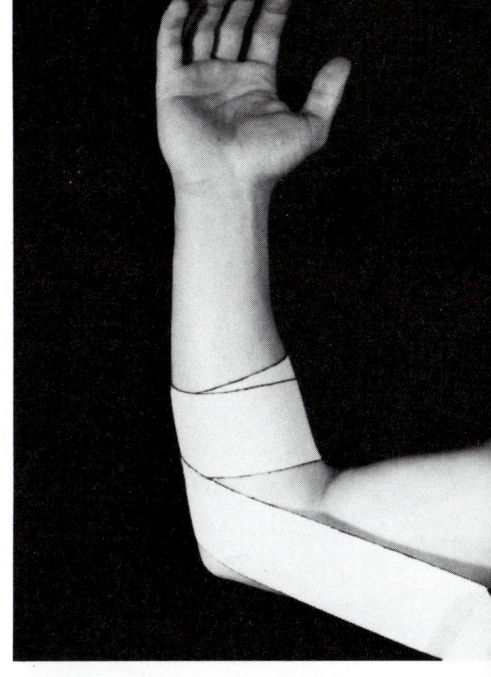

Jetzt wird eine zirkuläre Binde um den Oberarm angelegt, etwa 15 bis 20 cm proximal des Ellbogengelenkes.

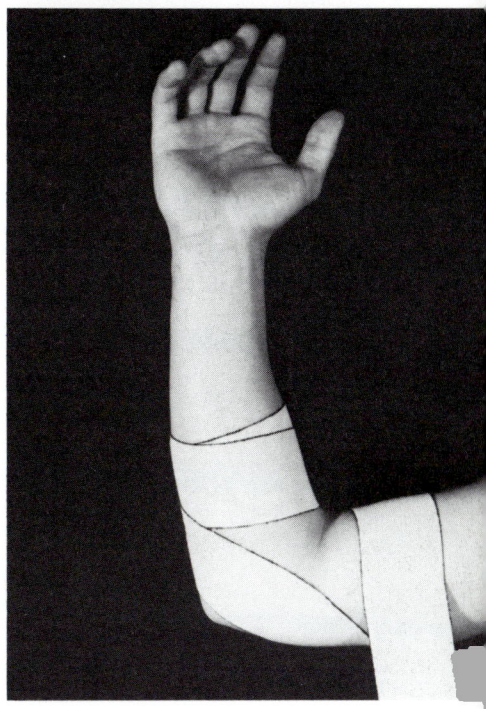

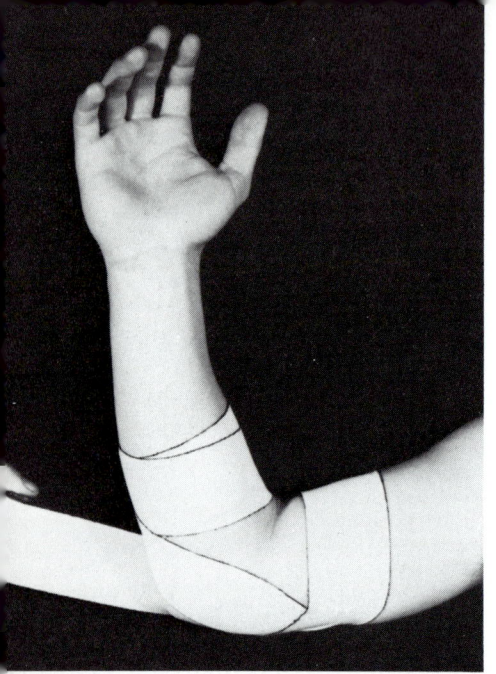

Nun führt die Bandage von der radialen Seite des Oberarmes schräg nach distal zur radialen Seite des Unterarmes. Auch hier läuft die Bandage dorsal der Fossa cubiti!

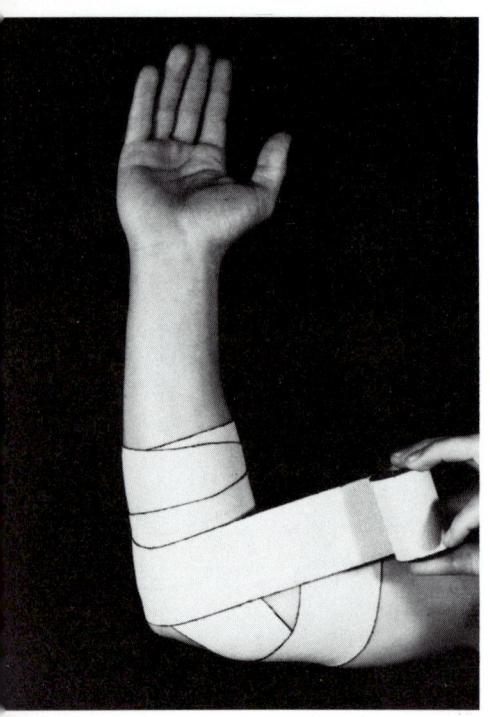

Die Bandagetechnik wird beendet, indem man halb überlappend zirkuläre Binden um den Unterarm anbringt bis zur Fossa cubiti reichend.

Schließlich wird in gleicher Weise auch der Oberarm bedeckt und die Bandagetechnik beendet.

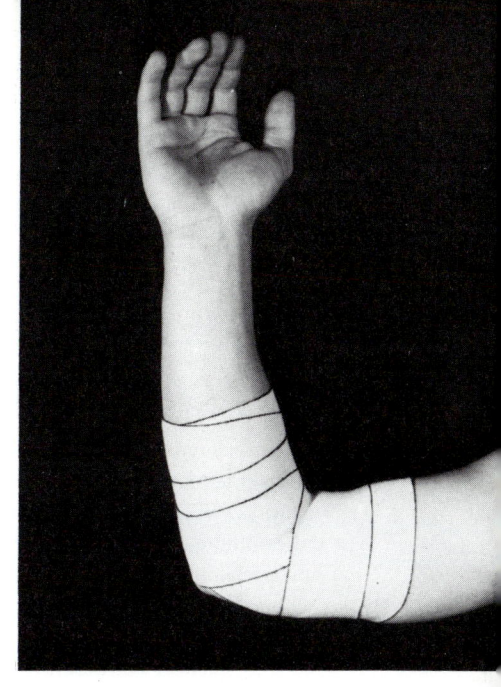

Materialien

1. Tape

Tapes sind unelastische Pflasterbinden, die reißbar sind in Längs- und Querrichtung. Sie sind fest und dauerhaft klebend. Es werden verschiedene Klebeschichten verwandt, z. B.: Zinkoxid, Polyacrylat, Acetat. Die hautfreundlichste Klebemasse ist das hypoallergene Acrylat. Allerdings ist die Klebefestigkeit des Acrylates nicht so hoch wie die des Zinkoxides. Sie verliert schneller an Festigkeit.

Je nach Hersteller sind Tapes in verschiedenen Stärken erhältlich. Die dünnen Tapes sind leichter zu reißen und damit zu verarbeiten. Tapes werden in Breiten von 2 bis 10 cm angeboten.

2. Bandagen

Bandagen sind elastische Binden auf Baumwollgrundlage. Je nach Webtechnik und beigemischten Fasern haben sie eine Dehnbarkeit zwischen 30 und 100%. Es gibt klebende und nichtklebende Bandagen in verschiedenen Stärken und Breiten.
Als Präventivbandage verwendet man vorwiegend eine stark klebende, wenig elastische, starke Binde.
Diese kann auch als Stützbandage angewandt werden.
Leichte Bandagen, evtl. ohne Klebeschicht, können angewandt werden als Kompressionsbandagen. Als immobilisierende Bandagen werden hautverträgliche, luftdurchlässige Acrylatpflasterbinden verwendet, insbesondere, wenn diese immobilisierende Bandage länger belassen werden soll.

3. Under-Wrap, Pre-Wrap

Das ist eine dünne Polyurethan-Schaumstoffbinde, die zum Schutz der Haut angewandt werden kann. Hierdurch werden Hautirritationen vermieden. Das Anwenden des Under-Wrap führt zu einem wesentlichen Stabilitätsverlust der Tape- oder Bandagetechnik.

4. Sprühkleber

Sprühkleber führen zu einer besseren Stabilität der Tapes und Bandagen. Die meisten Sprühkleber sind hypoallergen und wirken hautschützend.

5. Polstermaterialien

Schaumgummi, Schaumstoff, Foam und Filz werden oft zum Unterpolstern oder Hohllegen einer Tape- oder Bandagetechnik verwandt. Sie entlasten oder schützen anatomische Strukturen.
Die Polstermaterialien können auch als Träger für Medikamente verwandt werden (z. B. Salben oder Gels). Auch diese Materialien sind in verschiedenen Stärken und Härten erhältlich. Manchmal gibt es auch Polstermaterialien, die mit einer Klebeschicht bedeckt sind. Klebende Polstermaterialien dürfen nicht über Gelenken angewandt werden. Es würde zu einer erheblichen Irritation der Haut führen.
Einige Anwendungsmöglichkeiten von Polstermaterialien werden auf den nächsten Bildern gezeigt.

In der Kniekehle werden nichtklebende Polstermaterialien (z. B. Schaumgummi, Schaumstoff oder Filz) verwendet.
Diese schützen die Sehnen der Kniebeugemuskulatur und das Gefäßnervenbündel in der Kniekehle. Diese Polsterung ist unentbehrlich, wenn die Kniekehle in die Tapetechnik mit einbezogen wird (z. B. Tapetechnik gegen Hyperextension s. Seite 90).
Wenn nur klebende Polstermaterialien vorhanden sind, wird diese so angelegt, daß die Klebeschicht auf der der Haut abgewandten Seite liegt.

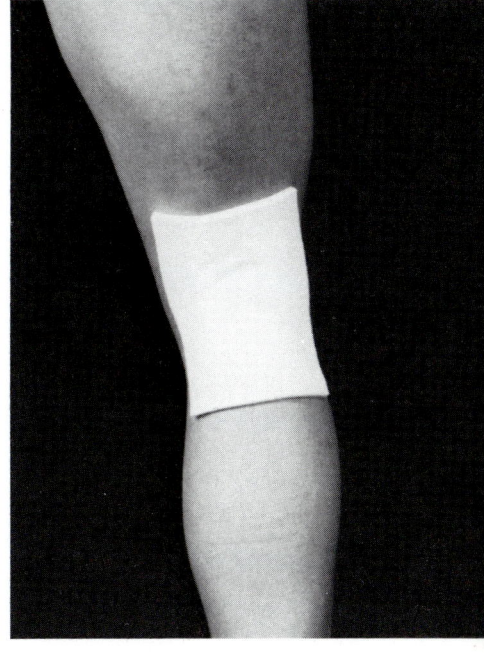

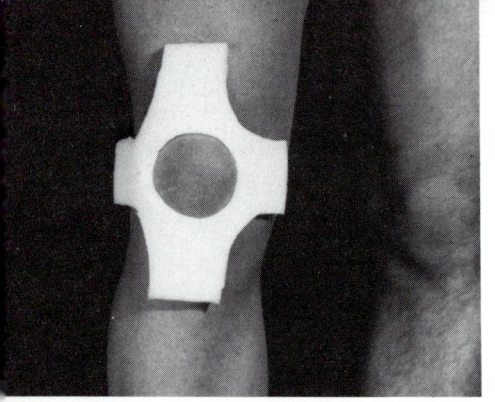

Die Kniescheibenpolsterung wird vor allem bei Knieverletzungen, die mit einer Schwellung oder einem Erguß einhergehen, angewandt. Man erreicht hierdurch eine Kompression der Recessi am Kniegelenk.

Die Polsterung rings um die Kniescheibe wirkt einer Erhöhung des Kniescheibenanpreßdruckes durch Kompressionsverband entgegen. Als Materialien können Schaumstoff oder Filz angewandt werden.

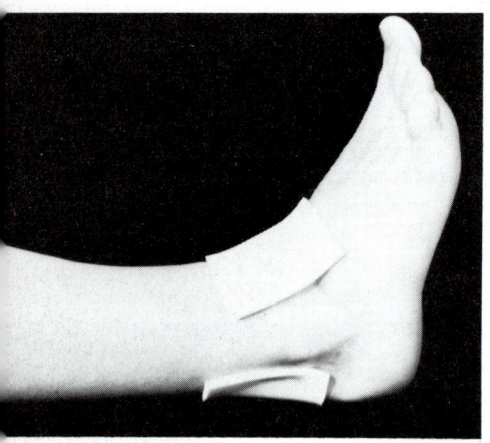

Die Polsterung der Extensorensehnen am oberen Sprunggelenk und der Achillessehne wird bei allen Tapetechniken, wobei Tapestreifen über oben genannten Strukturen angelegt werden, angewandt. Auch hier sollen keine klebenden Polstermaterialien angewandt werden.

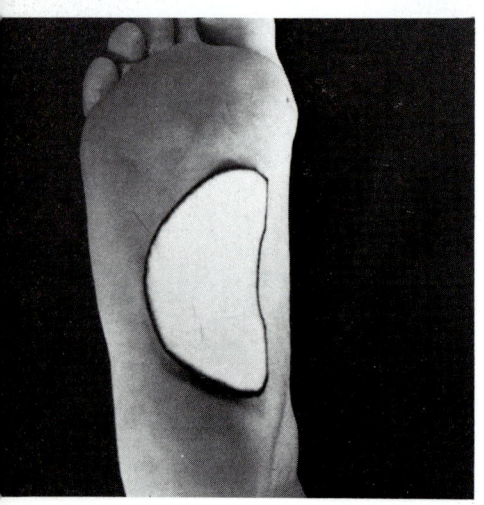

Eine Schaumstoffpolsterung kann unter dem Längsgewölbe des Fußes angewandt werden. Sie wird häufig in Kombination mit Sprunggelenkbandagen und Tapetechniken zur Entlastung des Musculus tibialis posterior im Falle einer Ansatztendinose (Shin Splints) genutzt.

Es soll darauf geachtet werden, daß bei Schäden des Außenbandapparates am Sprunggelenk diese Polsterung nicht zu hoch ausfällt. Dies würde zu einer leichten Supinationsstellung des Fußes führen.

Manchmal ist eine Polsterung der Basis des Metatarsale V notwendig. Das Gefäßnervenbündel der Kleinzehe verläuft hier oberflächlich und wird von einer Tapekonstruktion, die über den lateralen Fußrand führt, leicht komprimiert.

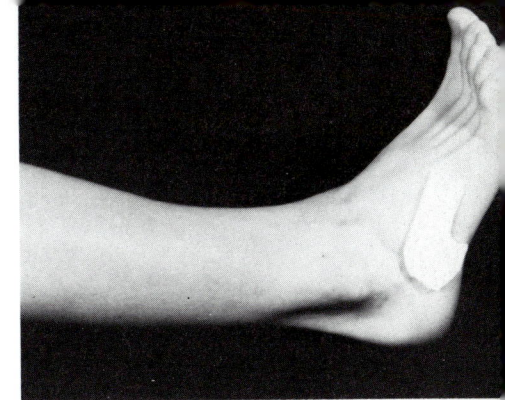

Um den Knöchel kann eine hufeisenförmige Polsterung zum Hohllegen des Gelenkvorsprunges sowie zum Ausfüllen der Gelenkvertiefungen angebracht werden. Am Sprunggelenk wird dies insbesondere bei akuten Schwellungen verwandt.

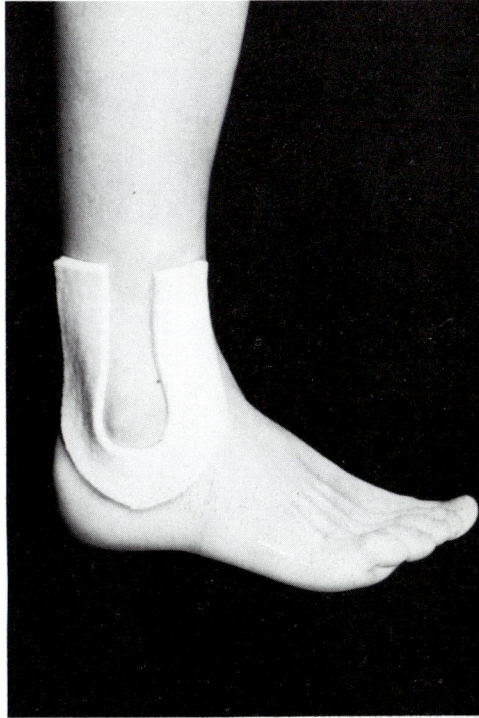

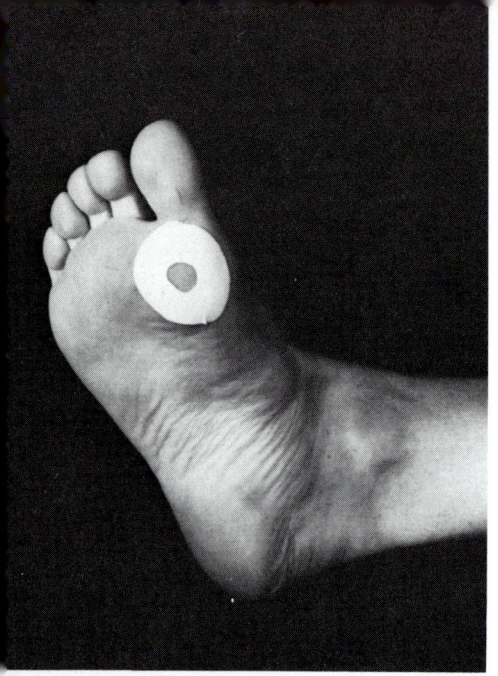

Auch zum Schutz von Blasen oder Hautdefekten können Polstermaterialien angebracht werden. Dazu schneidet man im Polstermaterial eine der Läsion entsprechende Aussparung ein. Ähnliche Verbände sind im Handel vorgefertigt erhältlich (Hühneraugenpflaster).

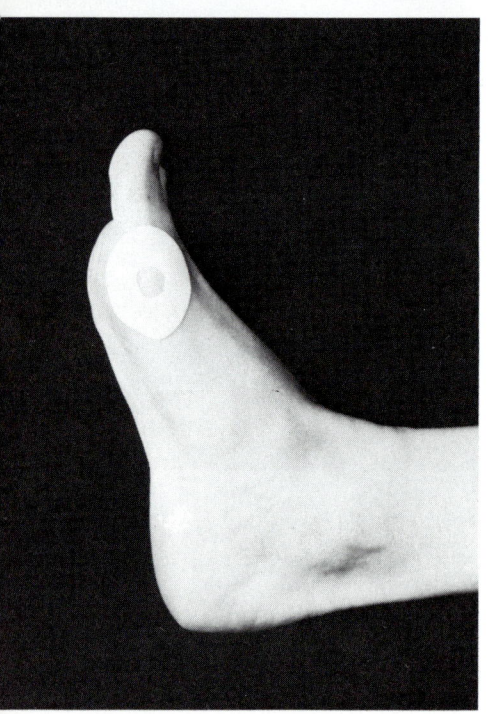

Blasenschutz

Blasenschutz

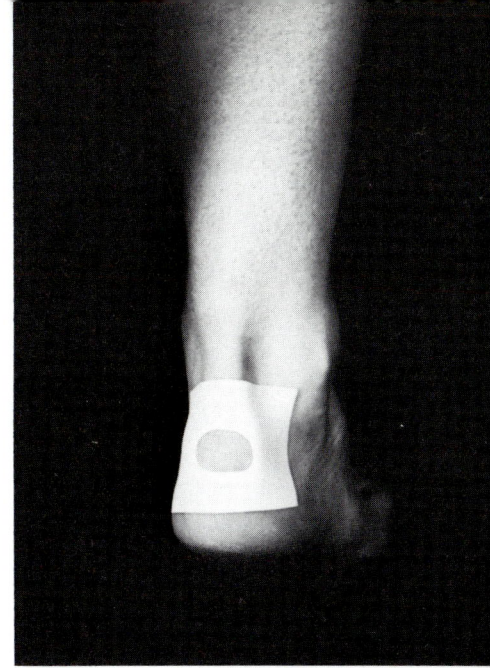

Beispiele einer
Fersenunterlage

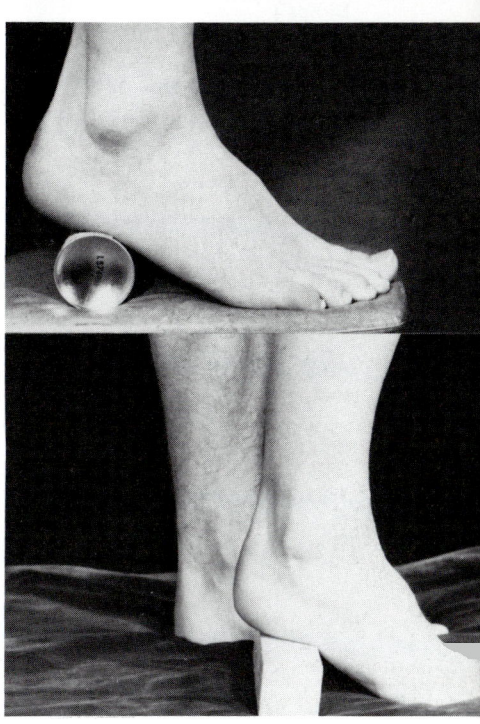

Glossar

Abduktion	– Wegführen von der Medianebene des Körpers
Acromion	– Schulterhöhe, Teil des Schulterblattes
Acromioclaviculargelenk	– Schulterreckgelenk
Adduktion	– Heranführen zur Medianebene des Körpers
Apex	– Spitze
Aponeurose	– sehnenartige Fortsetzung der Muskelfaszie
Atrophie	– Abmagerung
Biceps	– zweiköpfiger Muskel
Calcaneus	– Fersenbein
Caput	– Kopf, z. B.: Muskel- oder Gelenkkopf
caudal	– schwanzwärts
cranial	– kopfwärts
Contusion	– Quetschung
Corpus	– Körper
Carpometacarpalgelenk	– Gelenk zwischen Handwurzel- und Mittelhandknochen
Clavus	– Hühnerauge
Chondropathia	– Knorpelveränderungen, meistens aufgrund von Verschleiß
distal	– vom Rumpf entfernt
Distorsion	– Verstauchung, Zerrung der Gelenkkapsel, der Bänder
dorsal	– rückenwärts
Endorotation	– Innendrehung
Epicondylitis humeri radialis	– Tennisellenbogen Reizzustand der gemeinsamen Ursprungssehne der Streckmuskeln des Handgelenkes
Epicondylitis humeri medialis	– Golferellenbogen, Reizzustand der gemeinsamen Ursprungssehne der Beugemuskeln des Handgelenkes

210

Eversion	– Auswärtsdrehung
Exorotation	– Außendrehung
Extension	– Streckung
Extensor	– Streckmuskel
Fascie	– Muskelhaut oder deren sehnenartige Fortsetzung
Fibula	– Wadenbein
Fixation	– Befestigung
Flexion	– Beugung
Fossa cubiti	– Ellenbogenfalte
Fossa poplitea	– Kniekehle
Genu	– Knie
Hallux	– Großzehe
Hallux valgus	– Großzehe in Valgusfehlstellung stehend (s. auch Valgus)
Haematom	– Bluterguß
Hyperextension	– Überstreckung
hypoallergen	– kaum eine Allergie auslösend
Immobilisation	– Ruhigstellung
Innenrotation	– Einwärtsdrehung
Instabilität	– Nachgiebigkeit
Insuffizienz	– Schwäche
Inversion	– Einwärtsdrehung
Irritation	– Reizung
Ischämie	– Blutleere
Kompression	– Zusammendrückung
Läsion	– Verletzung
lateral	– seitlich/seitwärts
Ligamentum	– Band
Lig. talofibulare anterius	– vorderes Band zwischen Wadenbein und Sprungbein, Teil des Außenbandes am Sprunggelenk
Lig. talofibulare posterius	– hinteres Band zwischen Wadenbein und Sprungbein, Teil des Außenbandapparates am Sprunggelenk
Lig. caleaneofibulare	– Band zwischen Wadenbein und Fersenbein, Teil des Außenbandapparates am Sprunggelenk
Lig. deltoideum	– Innenband des Sprunggelenkes
Lig. bifurcatum	– Band zwischen Sprungbein und Kahnbein am Fuß
Lig. calcaneocuboideum	– Band zwischen Fersenbein und Fußwurzelknochen (Os cuboideum)

Lig. patellae	– Kniesehne
Lig. coronarium	– meniscotibiale Bandfasern des Innenbandes am Kniegelenk
Malleolus	– Knöchel
M. lateralis/fibularis	– Außenknöchel
M. medialis/tibialis	– Innenknöchel
Mamilla	– Brustwarze
medial	– zur Medianebene des Körpers hin
Metacarpale	– Mittelhandknochen
Metacarpophalangealgelenk	– Gelenk zwischen Mittelhandknochen und Fingergrundglied
Metacarpale	– Mittelfußknochen
Metatarsophalangealgelenk	– Gelenk zwischen Mittelfußknochen und Zehengrundglied
Mobilisation	– Beweglichmachung (z. B. eines Gelenkes)
Musculus	– Muskel
M. biceps brachii	– zweiköpfiger Armmuskel
M. brachioradialis	– Oberarmspeichenmuskel
M. extensor carpi radialis brevis	– kurzer Streckmuskel der speichenseitigen Finger
M. extensor carpi radialis longus	– langer Streckmuskel der speichenseitigen Finger
M. hallucis longus	– langer Großzehenstrecker
M. gastrocnemius	– Zwillingswadenmuskel
M. pectoralis major	– großer Brustmuskel
M. pectoralis minor	– kleiner Brustmuskel
M. peronaeus brevis	– kurzer Wadenbeinmuskel
M. peronaeus longus	– langer Wadenbeinmuskel
M. soleus	– Schollenmuskel
M. tibialis anterior	– vorderer Schienbeinmuskel
M. tibialis posterior	– hinterer Schienbeinmuskel
M. quadriceps femoris	– vierköpfiger Oberschenkelmuskel
Nervus	– Nerv
Olecranon	– Ellenbogenhöcker
Opposition	– Gegenüberstellung des Daumens gegen die anderen Finger
Os	– Knochen
palmar	– zur Hohlhand gehörend
Patella	– Kniescheibe
Physiologie	– die Lehre von den normalen Lebensvorgängen
Phalanx	– Finger- bzw. Zehenglied
plantar	– zur Fußsohle gehörend
präventiv	– vorbeugend
Pronation	– Einwärtsdrehung der Hand
Processus	– Fortsatz

P. styloideus radii	– Griffelfortsatz der Speiche
P. styloideus ulnae	– Griffelfortsatz der Elle
Quadriceps	– vierköpfiger Muskel
radial	– speichenwärts
Radius	– Speiche
Rekonvaleszenz	– Genesung
sagittal	– parallel zur Medianebene
Supination	– Auswärtsdrehung der Hand oder des Fußes
Talus	– Sprungbein
Tibia	– Schienbein
Thorax	– Brustkorb
Tonus	– Spannung
Trauma	– Verletzung
Trochanter	– Rollhügel am Oberschenkel
Tuber	– Höcker/Vorsprung
Tuberculum	– kleiner Höcker
Tuberositas	– Höcker/rauher Fortsatz
Ulna	– Elle
Valgus	– Stellung nach außen
Varus	– Stellung nach innen
ventral	– bauchwärts
volar	– hohlhandwärts
zirkulär	– kreisförmig
Zirkulation	– Kreislauf

Literatur

Bonci, Christine M.
Adhesive Strapping Techniques, Clinics in Sports Medicine, Vol. 1, nr. 1, 99–116, maart 1982.

Broek, R. v. d.
De stabiliserende waarde van enkeltaping, Geneeskunde en Sport, 12, 1982.

Cerney, J. V.
Complete book of athletic taping techniques, Parker Publ. Cie, West Nyark, 1972.

Cramer:
Sportverzorging.

O'Donoghue, D.
Treatment of Injuries to Athletes, Sounders, Philadelphia, 1976.

Emerick, Charles E.
Ankle taping: Prevention of Injury or waste of time, Athletic training, 14, 149–150, 188 fall, 1979.

Laughman, R. K.
e. a., Three dimensional kinematics of the taped ankle before and after exercise, Am Journal of Sports Med., 8, 425–432, 1980.

Rarick, G. L.
The measurable support of the ankle joint by conventional methods of taping, Journal Bone Joint Surgery, 44A, 6:1183, 192.

Wingernden, B. J. M. Van
Tape en Bandage Technieken voor de Voet, uitgave in eigen beheer 1981.

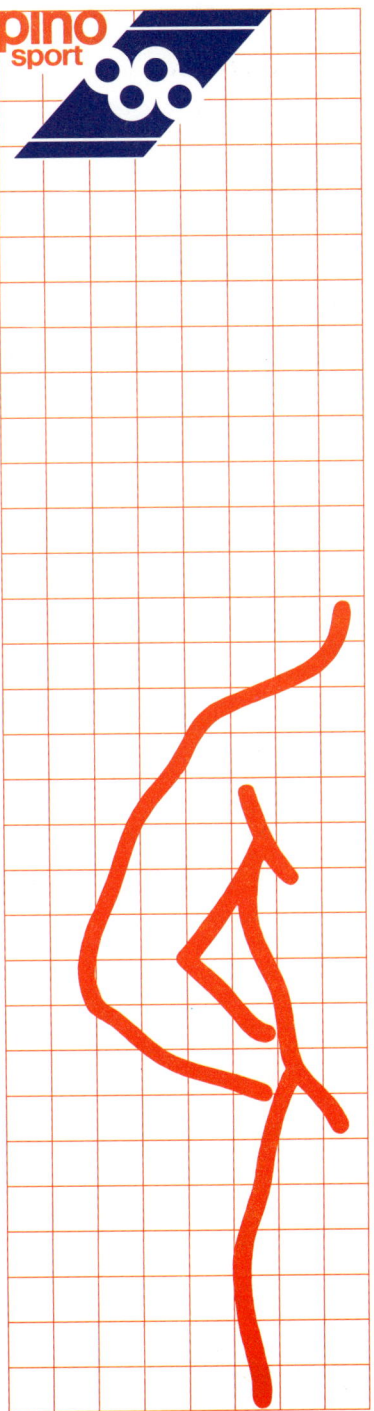

PINOFIT.

DIE PINO SPORTHILFE.

Die PINOFIT-Sportserie ist ein umfassendes Programm zur Betreuung der Leistungs-sportler – wissenschaftlich fundiert und in der Praxis bewährt.

- für die Behandlung von Sportverlet-zungen, speziell von stumpfen Traumen
- zur Aktivierung/Passivierung vor und nach dem Sport
- zur Körperpflege, für milde Reinigung von Haut und Haaren
- zur Fußpflege, entspannt, belebt und erfrischt nachhaltig.

Ein durchdachtes Konzept für Sportler und Betreuer – damit die Leistung nicht auf der Strecke bleibt.

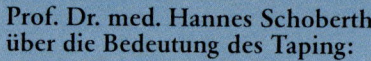

**Prof. Dr. med. Hannes Schoberth
über die Bedeutung des Taping:**

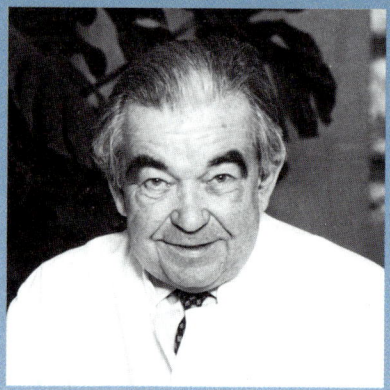

Sportliche Aktivität bedeutet
sowohl für den Spitzen- als auch für
den Freizeit-Sportler ein erhöhtes
Verletzungsrisiko.

Ein Verband als vorbeugende
Maßnahme mindert dieses Risiko
entscheidend. Dies beruht auf der
Tatsache, daß ein Verband Gelenke,
Bänder und Muskeln vor Über-
belastung und somit vor Verletzung
schützt, indem das Bewegungsaus-
maß eingeschränkt wird, ohne die
Funktion des Bewegungsapparates
zu beeinträchtigen.

Liegt eine Verletzung vor, kann die
unterstützende Funktion eines
Verbandes helfen, den betroffenen
Körperteil während des Heilungs-
prozesses zu schützen. Der Verband
stellt eine Entlastung dar, gestattet
gleichzeitig den frühen und einge-
schränkten Trainingsbeginn zur
Stärkung des Bewegungsapparates
und fördert so eine rasche und
sichere Rehabilitation.

PINOFIT Medical Tape erfüllt als
Verband für die medizinische
Sportlerbetreuung diese Anforde-
rungen in idealer Weise.

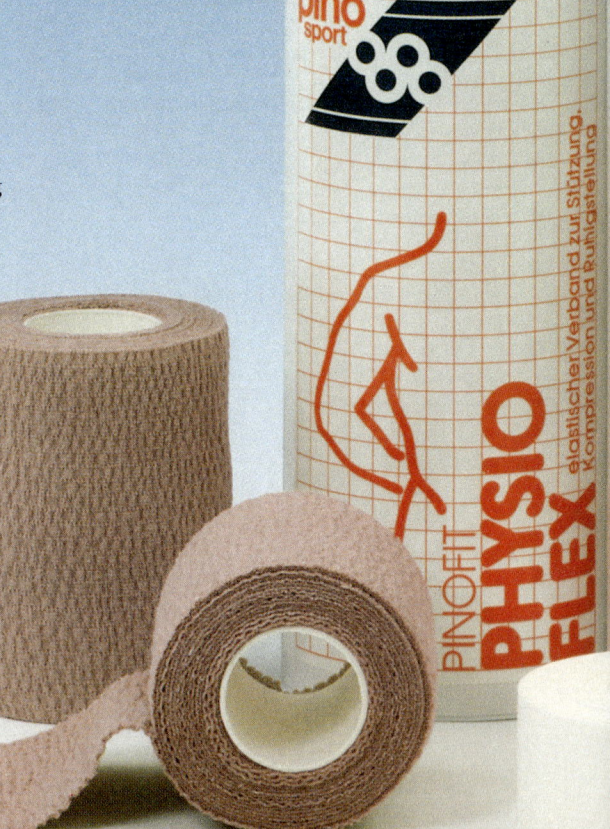

pino
sport

PINOFIT PHYSIO FLEX
elastischer Verband zur Stützung,
Kompression und Ruhigstellung

IDEALER SCHUTZ FÜR BÄNDER, MUSKELN UND GELENKE.

PINOFIT MEDICAL TAPE

ist ein festes, unelastisches Tape und eignet sich ideal
für Schutz- und Stützverbände zur professionellen
Vorbeugung und Behandlung.

- beste Baumwollqualität als Basismaterial, sehr zugfest
- leicht zu verarbeiten, da in Längs- und Querrichtung
  reißfähig
- auf allergische Reaktionen untersucht, enthält
  Zinkoxyd
- wasserabstoßend, verrutscht nicht
- hinterläßt keine reizenden Rückstände
- die luftdurchlässige Klebeschicht verhindert
  Schweißstaus
- 13,7 m lang und mühelos bis zum letzten Zentimeter
  abrollbar.

PINOFIT PHYSIO FLEX

ist eine elastische kohäsive Bandage und besonders
geeignet für Kompressions-, Stütz- und Entlastungs-
verbände.

- auf sich selbst haftend, klebt nicht
- absolut rutschfest durch Latex-Mikro-
  Haftbeschichtung
- leicht abreißbar in Querrichtung
- hautfreundlich und luftdurchlässig durch hohen
  Naturfaseranteil (72% Baumwolle, Viskose, Elasthan)
- sehr elastisch, ca. 80% Dehnbarkeit
- sterilisierbar.

Die praxisgerechten Verpackungen garantieren den not-
wendigen Schutz vor Verformung und Frischeverlust.

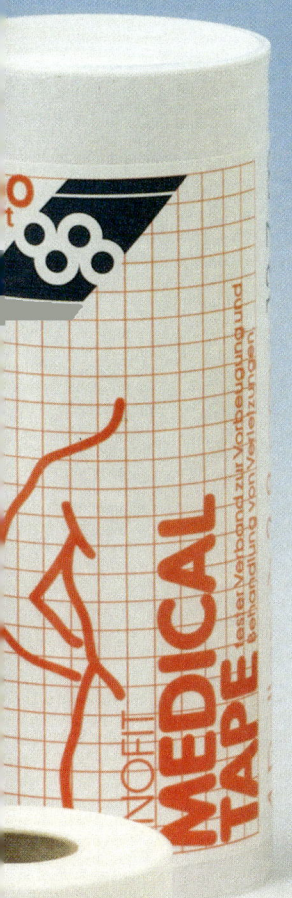

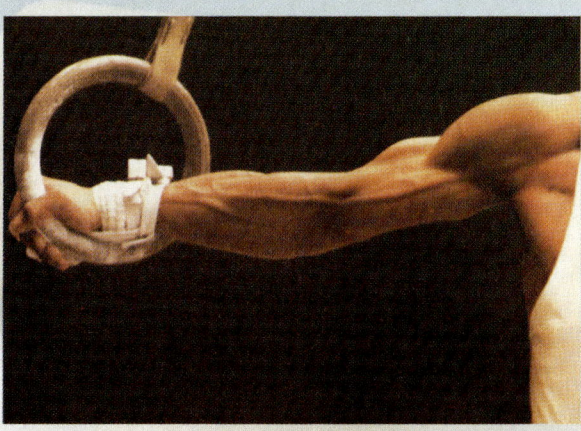

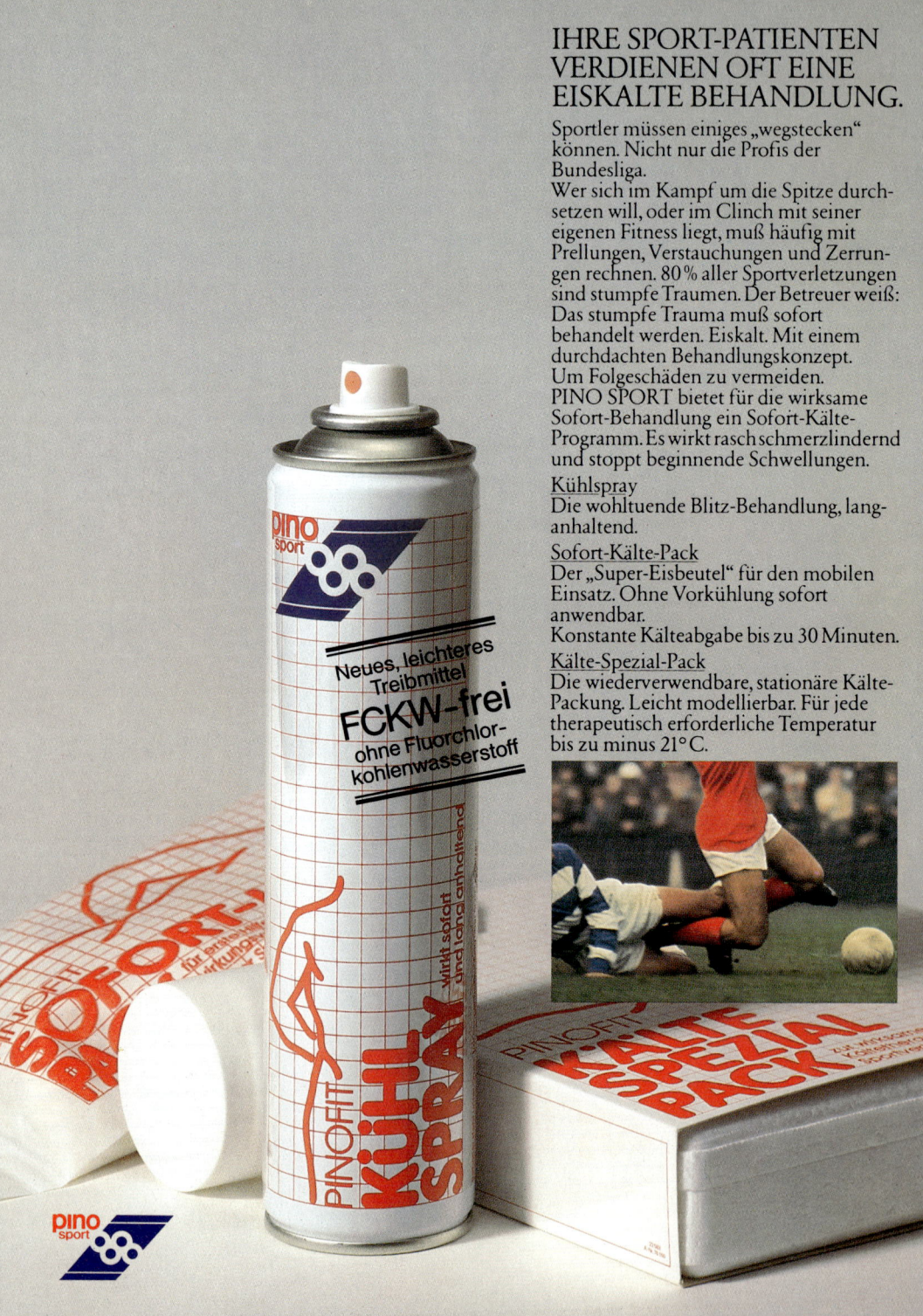

IHRE SPORT-PATIENTEN VERDIENEN OFT EINE EISKALTE BEHANDLUNG.

Sportler müssen einiges „wegstecken"
können. Nicht nur die Profis der
Bundesliga.
Wer sich im Kampf um die Spitze durch-
setzen will, oder im Clinch mit seiner
eigenen Fitness liegt, muß häufig mit
Prellungen, Verstauchungen und Zerrungen rechnen. 80 % aller Sportverletzungen
sind stumpfe Traumen. Der Betreuer weiß:
Das stumpfe Trauma muß sofort
behandelt werden. Eiskalt. Mit einem
durchdachten Behandlungskonzept.
Um Folgeschäden zu vermeiden.
PINO SPORT bietet für die wirksame
Sofort-Behandlung ein Sofort-Kälte-
Programm. Es wirkt rasch schmerzlindernd
und stoppt beginnende Schwellungen.

Kühlspray
Die wohltuende Blitz-Behandlung, lang-
anhaltend.

Sofort-Kälte-Pack
Der „Super-Eisbeutel" für den mobilen
Einsatz. Ohne Vorkühlung sofort
anwendbar.
Konstante Kälteabgabe bis zu 30 Minuten.

Kälte-Spezial-Pack
Die wiederverwendbare, stationäre Kälte-
Packung. Leicht modellierbar. Für jede
therapeutisch erforderliche Temperatur
bis zu minus 21° C.

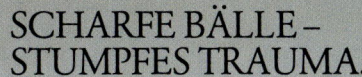

SCHARFE BÄLLE –
STUMPFES TRAUMA.

Das ist die Realität bei vielen Ihrer Sport-Patienten, die sich ihre Kondition auf dem Tennisplatz holen. Denn harte Bälle treffen mit einer Wucht von bis zu 440 kp auf den Schläger. Eine Wucht, die fast ungedämpft auf Muskeln, Sehnen und Gelenke geht. Das Ergebnis steht früher oder später fest: Zerrung. Verstauchung. Tennisarm. Aber auch in anderen Sportarten machen stumpfe Traumen etwa 80 % aller Verletzungen aus.

PINO SPORT hat ein durchdachtes Behandlungskonzept für stumpfe Traumen entwickelt, das in „drei Sätzen" zur raschen Besserung führt:

1. Kälte
2. Sport-Traumen-Balsam
3. Wärme

Der Sport-Traumen-Balsam von PINO SPORT wirkt entzündungshemmend und schmerzlindernd durch Salicylat. Die Kombination aus 6 ätherischen Ölen beschleunigt die Resorption und damit den Heilungsprozeß. Als Physiotherapeut wissen Sie: das stumpfe Trauma muß sofort behandelt werden, um Folgeschäden zu vermeiden. PINO SPORT sorgt für den beschleunigten Abbau. Damit Ihre Tennis-Cracks nicht gerade in der Saison pausieren müssen.

PINO SPORT.
HILFT ENORM FÜR FITNESS
& FORM.

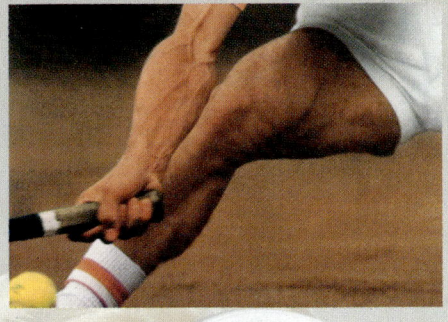

Zusammensetzung:
100 g enthalten: 5,0 g Äthylenglykolmonosalicylat, 0,5 g Menthol rac., 1,0 g Pfefferminzöl, 0,3 g Zimtöl, 0,3 g Citronellöl, 0,3 g Rosmarinöl, 0,3 g Citronenöl, 0,2 g Muskatöl, 2,0 g Arnica montana Ø, 1,0 g Echinacea purpurea Ø, 89,1 g Balsamgrundlage.

Anwendungsgebiete:
Bei Sportverletzungen, wie z. B. Prellungen, Zerrungen, Verstauchungen, Schwellungen, Blutergüssen.
Zur Behandlung von Sportschäden.
Zur Nachmassage.

Gegenanzeigen:
Der Balsam soll bei entzündlichen Hautkrankheiten nicht angewendet werden; nicht auf Schleimhäute oder offene Wunden bringen; nicht bei bestehender Salicylat- oder Arnikaallergie anwenden.
Apothekenpflichtiges Arzneimittel.

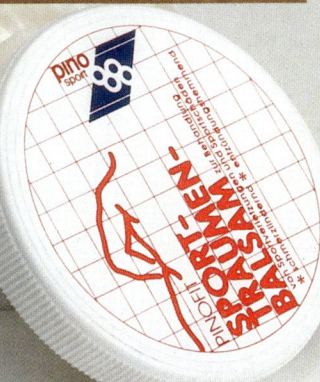

LOCKER ZUR LEISTUNG.

PINO SPORT bietet die wirksame Ergänzung zu konventionellen Aufwärmmethoden. Effektiv. Zur schnellen und gründlichen Aktivierung vor dem Start.

1. Start/Massage-Emulsion
Diese hautfreundliche und belebende Emulsion wirkt rasch durchblutungsfördernd und erzeugt in Sekunden ein angenehmes Wärmegefühl.

2. Massage-Öl
Besonders wichtig bei hohen Belastungen. Zur Unterstützung der Sportmassage und Muskellockerung. Die gute Griffigkeit und ein hervorragendes Gleitvermögen garantieren ausgezeichneten Kontakt zu den zu behandelnden Körperpartien.
Ätherische Öle schenken der Haut ein erfrischendes Gefühl.

3. Muskel-Tonic
Die letzte belebende Einreibung vor dem Start. Zur gezielten Muskellockerung und Entspannung.
Wer locker zur Leistung kommen will, braucht die richtige Starthilfe. Damit es ihn nicht auf dem kalten Bein erwischt.

PINO SPORT. HILFT ENORM FÜR FITNESS & FORM.

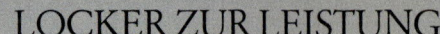

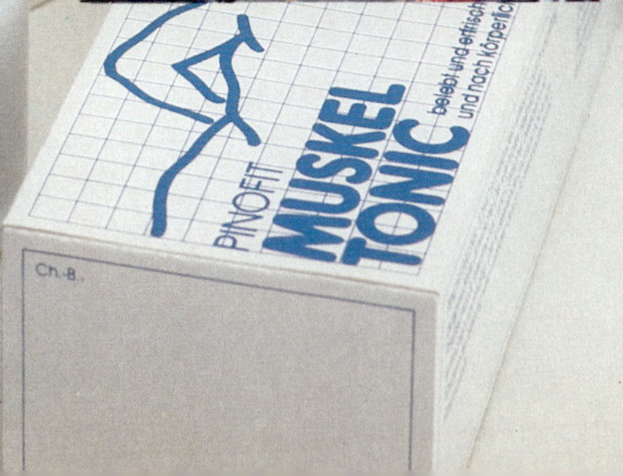

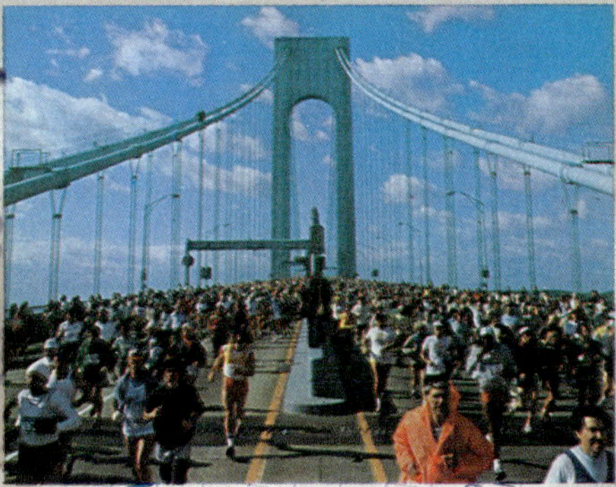

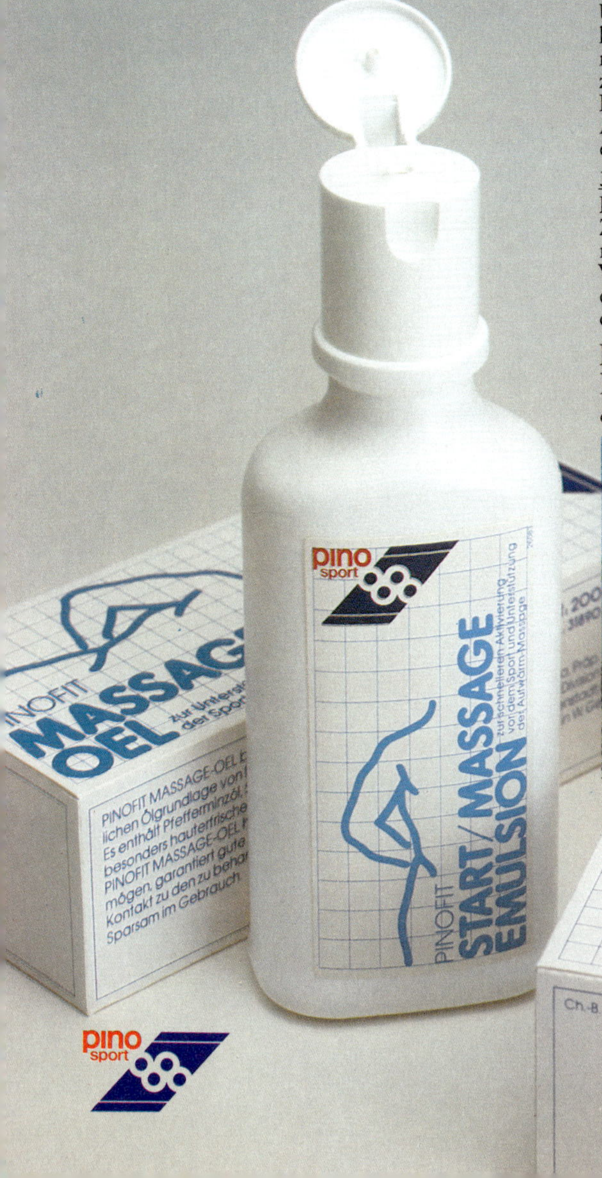

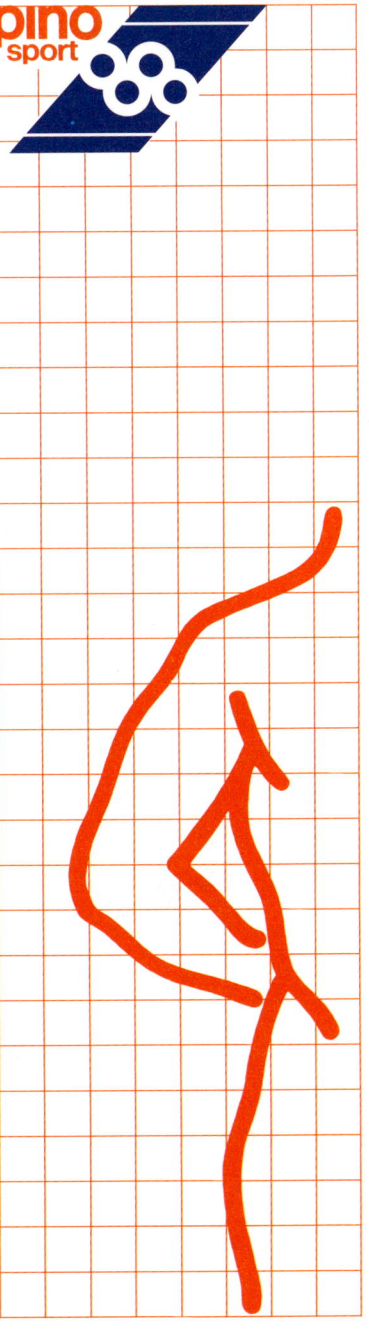

PINO SPORT.
HILFT ENORM FÜR
FITNESS & FORM.

PINOFIT BEHANDLUNG

Kühlspray
Sofort-Kälte-Pack
Kälte-Spezial-Pack
Medical Tape
Physio Flex
Unterbinde
Sport-Traumen-Balsam

PINOFIT AKTIVIERUNG/PASSIVIERUNG

Massage-Creme
Massage-Öl
Start- und Massageemulsion
Muskel-Tonic
Aktivierungs-Bad

PINOFIT KÖRPERPFLEGE

Duschschaum
Duschbad & Shampoo
Hautlotion

PINOFIT FUSSPFLEGE

Fuß-Bad
Fuß-Balsam
Fuß-Spray
Kühl Fit-Gel
Hand & Fuß Trocken-/Griff-Spray

PINO Pharma. Präp. GmbH, Sports Division, Freudenstadt/Schwarzwald
Vertrieb Hamburg: Hohenzollernring 127 – 129, 2000 Hamburg 50, Tel. (040) 88 24 – 206

Notizen